Die Kochsalz-Therapie

Dr. med. Benny Widjaja-Cramer

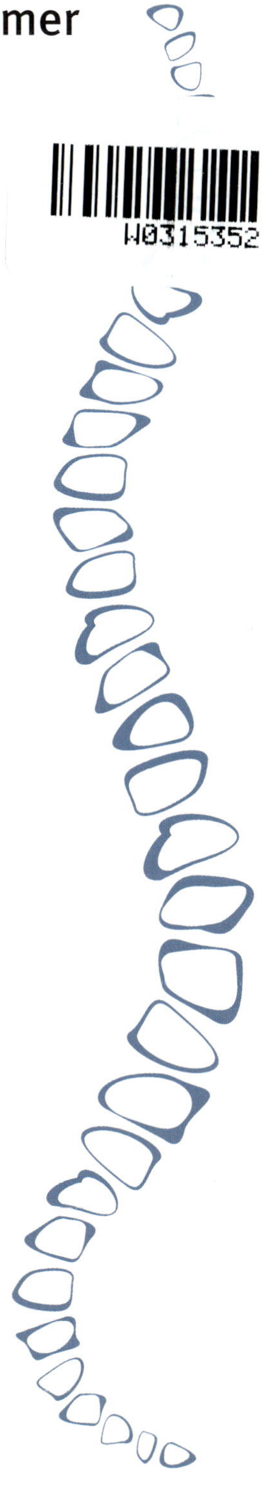

Endlich schmerzfrei und entspannt durch die Heilkraft des Salzes

UMSCHAU

Impressum

Der Dank des Autors gilt seiner Frau Ursula Cramer für die Unterstützung beim Verfassen des Textes dieses Buches.

GESTALTUNG UND SATZ: *die Basis – Atelier für Gestaltung, Wiesbaden*
ILLUSTRATIONEN: *die Basis – Atelier für Gestaltung, Wiesbaden*

FOTOS:
- *die Basis – Atelier für Gestaltung, auf den Seiten 36/37, 50/51, 63, 75, 102/103, 109 und 128*
- *Björn Kray Iversen auf den Seiten 7, 28, 29, 87, 112, 113, und vierte Umschlagseite,*
- *Thomas Ruhl, Ruhl-Studios, Köln auf den Seiten 14/15, 21, 22 und 23*

DRUCK UND VERARBEITUNG: *Druckkollektiv GmbH, Giessen*

Printed in Germany
ISBN 3-86528-114-1

Die Ratschläge in diesem Buch sind von den Autoren und dem Verlag sorgfältig erwogen und geprüft, dennoch kann eine Garantie nicht übernommen werden. Eine Haftung der Autoren und des Verlages für Personen-, Sach- und Vermögensschäden ist ausgeschlossen.

Besuchen Sie uns im Internet
www.umschau-buchverlag.de

Die Kochsalz-Therapie

Dr. med. Benny Widjaja-Cramer

UMSCHAU

Inhaltsverzeichnis

Vorwort

Chronische Schmerzen machen das Leben für viele Menschen unerträglich. Schmerzen bestimmen ihr Leben und beeinflussen auch das ihrer Familien. Die Lebensqualität ist eingeschränkt. Die Betroffenen können oftmals ihrem Beruf nicht mehr mit vollem Einsatz nachgehen oder müssen ganz aufhören zu arbeiten. Liebgewordene Hobbys sind Vergangenheit. Doch das Schlimmste: Viele Schmerzpatienten sehen keine Perspektive. Von der Schulmedizin allein gelassen und angewiesen auf Schmerzmittel, deren Nebenwirkungen ihnen schwer zu schaffen machen, haben sie oft die Hoffnung verloren, dass sich ihre Situation noch einmal bessern könnte. 20 Millionen Deutsche, das ist jeder vierte, leiden unter solchen chronischen und ständig wiederkehrenden Schmerzen.

Mein Buch kann solchen Menschen vielleicht wieder etwas Mut machen. Schon seit Jahren drängen mich meine Patienten, doch meine Erfahrungen mit der von mir seit 1993 praktizierten Kochsalz-Therapie niederzuschreiben und auf diese Weise noch mehr Menschen zugänglich zu machen. In der Tat hat diese Methode schon vielen Patienten geholfen, bei denen klassische Therapien wie Massagen, Bestrahlungen, Schmerzmittel und Krankengymnastik keine Besserung gebracht hatten und die nicht mehr weiter wussten.

Ich praktiziere seit Ende 1998 in einer eigenen Praxis in Neustadt/Weinstraße. Zuvor war ich fünf Jahre lang als leitender Arzt in der Praxis des inzwischen verstorbenen Dr. med. Volker Desnizza in Baden-Baden tätig, der die Kochsalz-Therapie entwickelt und zum Erfolg geführt hat. Mein Eintritt dort erfolgte nach meinem Medizinstudium in Köln und nach dem Abschluss meiner Facharztausbildung am Klinikum in Heidelberg.

»Schmerzfrei durch Kochsalz!« Dieses Heilungsprinzip ist kein Wunderwerk. Unsere Therapie basiert auf Erkenntnissen der Naturheilkunde, setzt auf die Selbstheilungskräfte der Natur und bedient sich einer relativ einfachen Erkenntnis. Der Grund für Schmerzen sind Entzündungen im Gewebe, die durch eine gute Durchblutung abgebaut werden können. Zuständig für die Durchblutung des Gewebes sind die Nerven, deren Funktion muss in Schwung gebracht werden. Und dafür gibt es ein ganz einfaches Mittel: medizinisches Kochsalz. Dieses bringen wir über Injektionen von steriler physiologischer

Kochsalz-Lösung an die Nervenwurzeln. Die darauf folgende bessere Durchblutung führt dazu, dass der Schmerz abgebaut wird.

Bewährt hat sich dieses Naturheilverfahren vor allem bei Patienten mit chronischen Rückenschmerzen und Problemen im Halswirbelsäulenbereich. Ein klassisches Feld, auf dem die Kochsalz-Therapie viele Erfolge hat, ist die Behandlung von Bandscheibenvorwölbungen und Bandscheibenvorfällen. Nach wie vor wird meiner Meinung nach in diesem Bereich viel zu früh operiert. Rund 60 000 Eingriffe erfolgen pro Jahr. Doch durch Operationen können keine Entzündungen beseitigt werden. Erschwerend kommt hinzu, dass bei 20 bis 30 Prozent der Patienten durch die Narbenbildung die Schmerzen nach der Operation größer sind als vorher. Bei vielen unserer Patienten konnte durch die Kochsalz-Therapie eine Operation verhindert werden, und mehr noch, spätere computertomographische Aufnahmen belegten, dass der Bandscheibenvorfall oft drastisch zurückgegangen war. Auch bei cervikaler Migräne, das heißt bei Migräne, die nicht auf hormonelle Faktoren zurückzuführen ist, kann unsere Methode helfen.

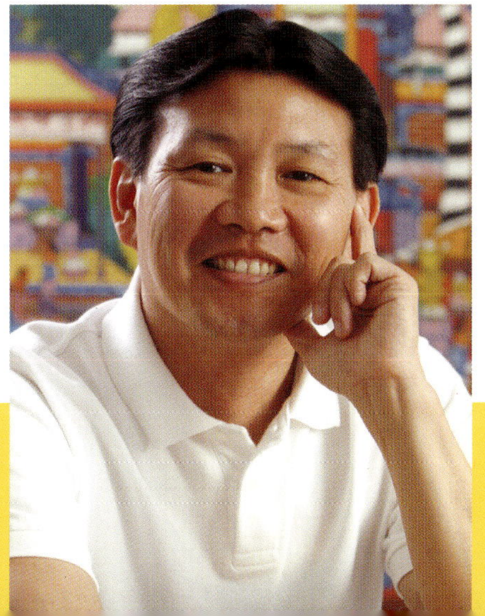

Eine Linderung ihrer Schmerzen erfahren bei uns außerdem Rheumapatienten, wie die langjährige Erfahrung zeigt. Zwar lässt sich Rheuma nicht heilen, doch durch den Abbau von Entzündungen im Gewebe kann man die Schmerzen mildern und auch die Schwellungen an den Gelenken gehen zurück. Die Patienten können sich wieder besser und schmerzfreier bewegen. Ihre Situation stabilisiert sich.

Unser Buch möchte Ihnen einen Einblick in die Erfolge und Einsatzmöglichkeiten unserer Behandlungsmethode geben, die eine Ergänzung, aber auch eine Alternative zur Schmerzbehandlung im Rahmen der Schulmedizin ist. Ich würde mich sehr freuen, wenn ich einen neuen Weg aus dem Teufelskreis chronischer Schmerzen aufzeigen konnte.

Benny Widjaja-Cramer

Dr. med. Benny Widjaja-Cramer

Kapitel 1:

Wie Schmerzen das Leben verändern

Der Fall Horst K.

Es war ein sehr schöner Skiurlaub gewesen, den der Kfz-Händler Horst K. aus einer kleinen Stadt im Südhessischen mit seiner Familie zum Jahreswechsel in den Bergen verbracht hatte. Das Wetter war prächtig, die Stimmung gut: die besten Voraussetzungen, um seinem sportlichen Hobby ausgiebig frönen zu können und neue Kräfte für die anstrengende Arbeit zu Hause zu tanken. Der einzige Wermutstropfen: ein Sturz bei einer rasanten Abfahrt. Doch da er außer ein paar Blessuren und Kratzern bei diesem kleinen Unfall keine Schäden davongetragen hatte, vergaß Horst K. diesen Vorfall bald. Schließlich brachte jeder Tag wieder neue, schöne Erlebnisse und als er wieder nach Hause fuhr, hatte er den Sturz schon fast aus seinem Gedächtnis verdrängt.

Doch zwei Monate später kam die Erinnerung wieder. Der Anlass war schmerzhaft: Ganz plötzlich waren bei dem damals 55-Jährigen heftige Rückenschmerzen aufgetreten. Er konnte sich kaum noch bewegen, keine Nacht schlafen und seiner Arbeit nur noch unter größten Schwierigkeiten nachgehen. »Bis heute weiß ich allerdings nicht genau, woher diese Schmerzen so unvermittelt kamen«, erinnert er sich heute. »Doch ich vermute, dass vielleicht doch der Sturz in den Bergen die Ursache sein könnte.« Das Schlimmste für den aktiven und sportlichen Mann, der gerne auf dem Bodensee segelt oder mit einem Sportflugzeug »abhebt«, war jedoch, dass sämtliche Versuche, die Schmerzen zu bekämpfen, keinen Erfolg zeigten. Am Anfang war noch nicht einmal der Grund der Schmerzen bekannt: Eine Computertomographie der Wirbelsäule ergab erst einmal gar keinen Befund, so dass man hoffte, die Schmerzen würden vielleicht doch noch von selbst wieder nachlassen. Doch diese Hoffnung erwies sich als verfehlt. Im Gegenteil: Die Situation wurde immer schlimmer. Nachdem die Schmerzen überhaupt nicht nachließen, entschloss man sich dann nach längerem Zögern doch noch zu einer Kernspintomographie. Jetzt endlich wurde der Bandscheibenvorfall an der Lendenwirbelsäule entdeckt, der die Schmerzen hervorrief.

Die Diagnose war nun da, doch alle schulmedizinischen Maßnahmen brachten nicht die ersehnte Linderung der Schmerzen. »Alles habe ich versucht«, erzählt Horst K., »Krankengymnastik, Spritzen und Akupunktur.« Doch die Schmerzen wurden nicht geringer. Auch computergesteuerte Spritzen ans Nervensystem führten nicht zu der ersehnten Verbesserung der Lage. »Zwei Monate lang wusste ich vor Schmerzen nicht mehr aus und ein, mein Leben war nur noch eine reine Qual.« Vor diesem Hintergrund entschloss sich Horst K. zu einer Operation, die mit gutem Erfolg durchgeführt wurde. Der Kfz-Händler war schmerzfrei und konnte sogar ohne Rehabilitationsmaßnahmen seinem Beruf wieder nachgehen.

Und damit nicht genug: Im November wagte er eine große Australien-Tour. »Ein wirklich tolles Land«, berichtet er von dieser Traumreise, die ihm vor allem deshalb in bester Erinnerung ist, weil er sie ohne Schmerzen genießen konnte. »Wer niemals diese unglaublichen Schmerzen gehabt hat, weiß gar nicht, was für ein Glück er hat, gesund zu sein«, so der Geschäftsmann. »Und damals glaubte ich wirklich, die Schmerzen seien endgültig verschwunden.«

Doch die Hoffnung war trügerisch. Mit dem neuen Jahr meldeten sich die Schmerzen wieder, genauso heftig, genauso unerträglich. Dieses Mal wartete Horst K. nicht so lange mit der Kernspintomographie. Und das Ergebnis war erschreckend: Ein neuer Bandscheibenvorfall war deutlich zu erkennen, genau dort, wo operiert worden war. Die Schmerzen konnten jedoch, so die Meinung der Ärzte, auch auf die Narbenbildung nach der Operation zurückzuführen sein. Dass solche Narbengewebe nach einer Operation auf die Nervenwurzeln drücken, ist eine Erscheinung, die gar nicht so selten sei. Doch wirkliche Perspektiven eröffneten die Ärzte dem verzweifelten Geschäftsmann nicht: Eine weitere Operation kam nicht in Betracht, allein die Schmerzmittel sollten weitergenommen werden.

In der Tat war Horst K. in den folgenden Wochen von starken schmerzstillenden Medikamenten vollkommen abhängig. Ohne sie war es nicht möglich, den Tag zu überstehen, Schlafen konnte er ohnehin nicht, am Tag war er entsprechend übermüdet. Dazu kamen die Sorgen um die Zukunft. »Schließlich habe ich ein Autohaus und bin verantwortlich für 15 Angestellte.« Da war er froh, dass ihm sein Sohn viel Arbeit abnehmen konnte.

In dieser sehr schwierigen Situation bekam er von einem Freund einen Tipp. Ein befreundeter Autohändler sei nach einer Therapie mit Kochsalz-Spritzen nun schon seit vier Jahren schmerzfrei, erzählte dieser. Auch wenn Horst K. nach den jüngsten Erfahrungen eher skeptisch war, zögerte er nicht, zum Telefonhörer zu greifen und seinen Kollegen anzurufen. Und hier hörte er zum ersten Mal von der Kochsalz-Therapie, die vor allem bei Wirbelsäulenleiden und bei Rheuma eingesetzt wird. Sein Kollege berichtete, auch er habe furchtbare Rückenschmerzen gehabt, obwohl er sogar schon zweimal operiert worden sei. Durch eine Empfehlung sei er auf meine Praxis in Neustadt aufmerksam geworden. Die Behandlung habe bei ihm hervorragend angeschlagen, er sei bis heute ohne Schmerzen und könne wieder problemlos arbeiten und seinen Hobbys nachgehen.

Horst K. sah eine Chance und ergriff sie. Nur wenige Tage nach diesem Telefongespräch kam er in unsere Praxis. Ich konnte ihm Hoffnung machen, hat unsere Therapie doch eine wirklich hohe Erfolgsrate bei allen Krankheitsbildern, die sich um Wirbelsäulenerkrankungen drehen. Und so begannen wir gleich mit der Behandlung. Ich setzte ihm 24 Injektionen entlang der Wirbelsäule an die Nervenenden. In den folgenden Wochen kam unser Patient zwei- bis dreimal in der Woche zu uns, bis die zwölf Sitzungen, die man für eine Grundbehandlung braucht, vorbei waren.

Und die Therapie schlug an. Bereits nach fünf Sitzungen spürte Horst K. eine deutliche Linderung, nach der achten, neunten Behandlung war er weitgehend schmerzfrei, nach Abschluss der zwölften Sitzung spürte er überhaupt keine Schmerzen mehr, was ihn natürlich sehr freute. Hatte ich ihn doch darauf hingewiesen, dass ein optimaler Erfolg möglicherweise erst einige Wochen nach der letzten Behandlung eintreten könnte. Doch als der Kfz-Händler das letzte Mal zu uns kam, konnte er auf seine Schmerzmittel bereits ebenso verzichten wie auf sein Sitzkissen, dass er bisher beim Autofahren immer in seinen Rücken gesteckt hatte. Doch er hatte noch eine weitere Erfolgsmeldung parat: Der passionierte Motorflieger musste ab seinem 55. Lebensjahr nun jedes Jahr eine medizinische Tauglichkeitsprüfung absolvieren, war aufgrund der Schmerzen aber kaum noch »abgehoben«. »Davor hatte ich wirklich ein bisschen Angst«, so Horst K. Doch passend zu seinem Abschlussbesuch in Neustadt kam auch das Okay für die weitere Fliegerei. »Dass ich meinen Hobbys Fliegen und Segeln weiter nachgehen kann, ist wirklich ein Geschenk«, so Horst K. »Und noch wichtiger ist, dass ich auch wieder in der Lage bin, meinen Beruf mit Freude und ohne körperliche Probleme auszuüben.«

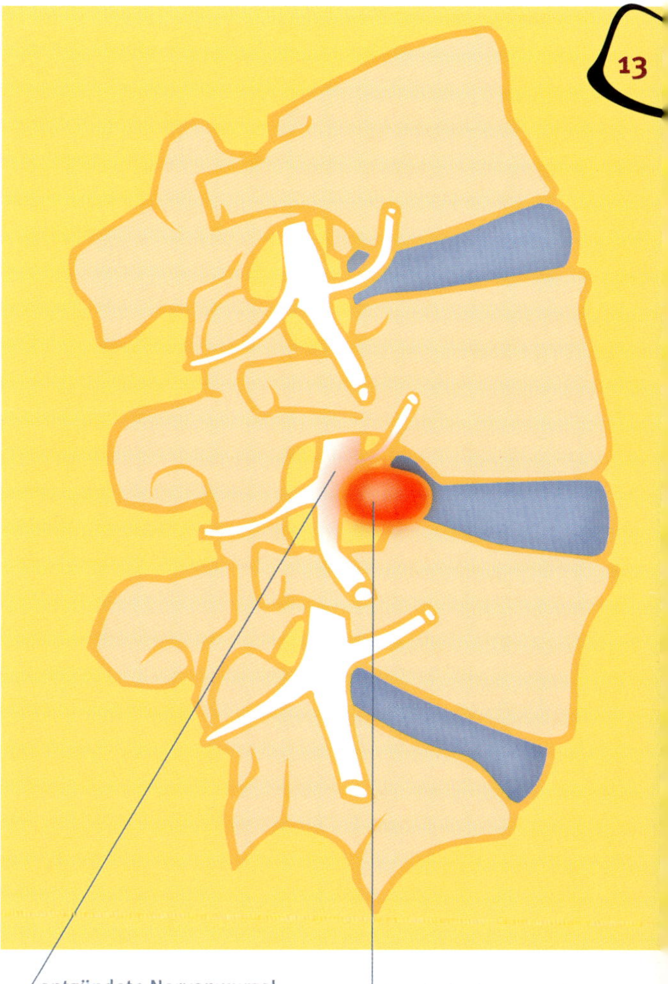

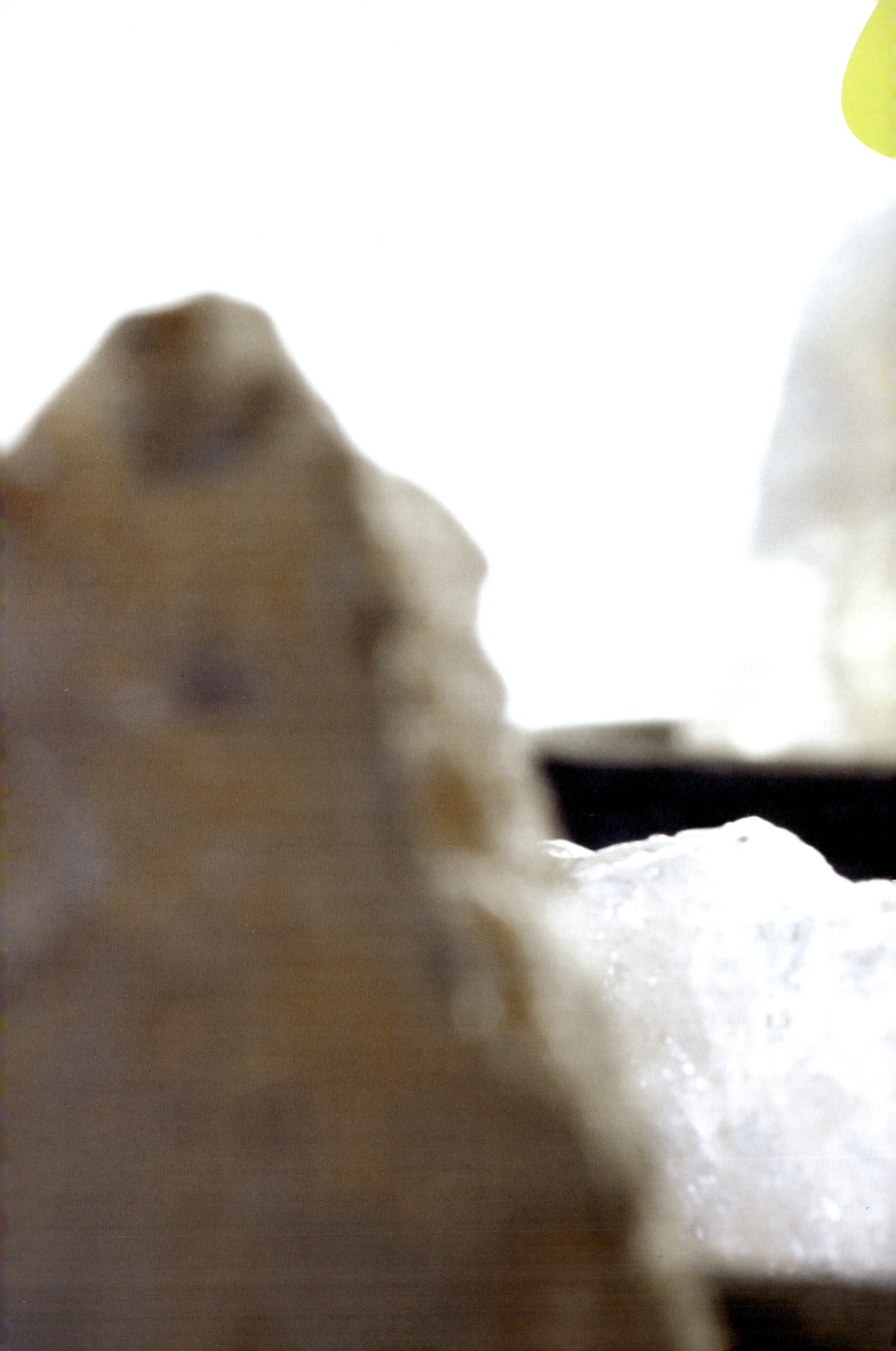

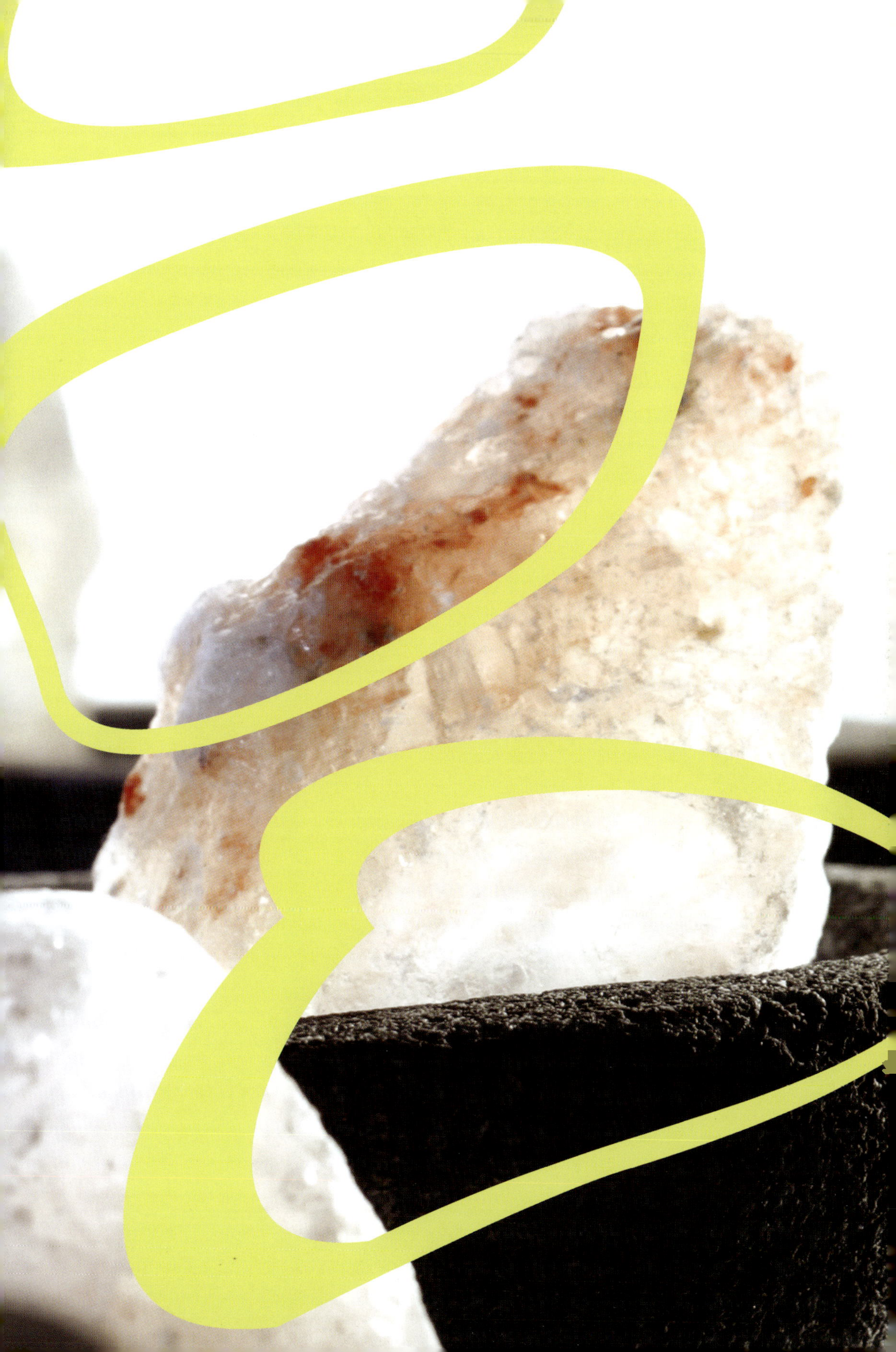

Kapitel 2:
Salz als Heilmittel

Unser Körper braucht Salz

Es war einmal ein König, der hatte drei Töchter, und als der Herrscher sich entscheiden musste, wer von den dreien sein Reich einmal erben würde, fragte er die Mädchen: »Wer von euch liebt mich am meisten?« Da antwortete die älteste: »Ich liebe dich wie den süßesten Zucker«, die zweite sagte: »Ich habe dich so lieb wie mein schönstes Kleid.« Doch die jüngste, sein erklärter Liebling, fand den vielleicht besten Vergleich: »Die beste Speise«, so die kleine Prinzessin, »schmeckt nicht ohne Salz, deshalb liebe ich Euch so wie Salz.« Diese Passage aus der Erzählung »Die Gänsehirtin am Brunnen«, die zu den Märchen der Brüder Grimm zählt, sagt viel darüber aus, wie wichtig das Salz für den Menschen ist. Denn ohne dieses »weiße Gold« können wir nicht leben.

Dass Salz lebensnotwendig ist, das wussten schon unsere Vorfahren. In heißen Ländern kann es tödliche Folgen haben, wenn man nicht genügend Salz zu sich nimmt. Huftiere lecken an natürlichen Salzsteinen, um sich ausreichend mit Mineralien zu versorgen. Kriege wurden schon um Salzvorkommen geführt, römische Söldner sogar mit Salzrationen bezahlt. Im englischen Wort »salary« für Lohn findet sich diese Bedeutung noch heute. Viele Städtenamen, wie Salzburg oder Bad Salzuflen, sind Hinweise auf die dortigen Salzvorkommen und auch Bezeichnungen wie Schwäbisch Hall oder Bad Reichenhall legen Zeugnis von Salzbergwerken in der Region ab, denn bei den Kelten hieß das Salz »Hall«.

Doch Salz ist nicht nur einer der grundlegenden Bausteine unseres Lebens. Es symbolisiert auch ein wichtiges Prinzip unserer Existenz, nämlich das des »richtigen Maßes«. »Wenn ein Mensch die Speisen ohne Salz isst, macht es ihn innerlich lau, aber wenn er mäßig gemischt mit Salz isst, stärkt und heilt es ihn. Wer aber eine zu stark gesalzene Speise isst, den macht es innerlich dürr und schadet ihm ...«, wusste schon die Wissenschaftlerin und Ordensschwester Hildegard von Bingen. Ohne Salz können wir nicht leben. Doch zu viel Salz belastet die Organe.

Betrachtet man die chemische Grundformel für Salz, Natriumchlorid = NaCl, ist klar, was sich hinter Kochsalz verbirgt, nämlich die Elemente Natrium und Chlor. Beide Stoffe sind unabdingbar nötig für den Flüssigkeitshaushalt in unserem Körper und für wichtige Prozesse in unserer Zelle. So sind sie unter anderem für die Funktion von Muskeln und Nerven zuständig, was für unsere Kochsalz-Therapie von großer Bedeutung ist, wie ich später noch ausführen werde.

Doch zuerst zum Thema Flüssigkeitshaushalt. Nehmen wir als Beispiel den Sport. Die erhöhte Abgabe von Schweiß dient der Regulierung der Körpertemperatur. Mit dem Schweiß wird auch gelöstes Salz abgegeben. Da das Salz jedoch – wie bereits eben erwähnt – zuständig für die Gewebespannung und die Funktion von Muskeln und Nerven ist, nimmt die Leistungsfähigkeit des Körpers durch die Absonderung von Schweiß ab.

Auch bei Herz-Kreislauferkrankungen ist Salz ein wichtiges Thema. Salz hat die Fähigkeit, die notwendige Flüssigkeit im Körper zu binden. Ist zu viel Salz im Körper, ist dies ein deutliches Anzeichen dafür, dass man zu wenig getrunken hat. Ist dieses Defizit wieder ausgeglichen, sinken die Salzwerte und der Körper kann sich erholen. Das Salz wird also grundlos verdächtigt, Herz-Kreislauferkrankungen zu fördern. Entwarnung gibt es zwischenzeitlich auch beim Thema Bluthochdruck und Salz. Die weit verbreitete Meinung, dass dieser durch einen vermehrten Salzkonsum erhöht wird, ist inzwischen durch Studien widerlegt. Ein sparsamer Umgang mit Salz, so die neuesten Erkenntnisse, senkt weder den Blutdruck, noch verlängert er das Leben. Nur rund die Hälfte der Bluthochdruckpatienten ist »salzsensitiv«, das heißt nur bei ihnen hat das Salz überhaupt einen Einfluss auf den Blutdruck. Eine salzlose bzw. salzarme Ernährung, wie sie zeitweise propagiert wurde, birgt eine Menge Risiken. Eine Küche mit wenig Salz kombiniert mit einer an sich wünschenswerten Aufnahme von viel Flüssigkeit, führt zu einem verstärkten Salzmangel, da die verstärkte Ausscheidung von Urin die mineralischen Reserven des Körpers fortspült.

Auch bei der Verdauung spielt das Salz eine gewichtige Rolle. Ohne Chlor kann die dazu erforderliche Salzsäure im Magen nicht entstehen. Eine salzlose Diät ist also auch vor diesem Hintergrund nicht unbedingt förderlich für die Gesundheit.

Salz als wichtiger Bestandteil unserer Nahrung genießt also wieder mehr Aufmerksamkeit und Wertschätzung. Die Forschung weiß inzwischen: Zu wenig Salz über längere Zeit kann sich schädlich auf die Gesundheit auswirken. Das ist besonders im Alter wichtig. Denn der Köper eines älteren Menschen kann den Wasserhaushalt nicht mehr so gut kontrollieren wie in jungen Jahren. Salzmangel birgt auch noch eine weitere große Gefahr: Man verspürt kaum noch Durst und trinkt so noch weniger – ein Teufelskreis.

Die deutsche Gesellschaft für Ernährung empfiehlt deshalb, täglich mindestens fünf Gramm Salz pro Tag aufzunehmen. Bei harter Arbeit, Sport oder bei einem Aufenthalt in heißen Ländern sollten es noch mehr sein.

Das Salz, das es bei uns zu kaufen gibt, ist in der Regel raffiniertes, also gereinigtes Salz. Es handelt sich dabei entweder um bergmännisch abgebautes oder um so genanntes »Siedesalz«. Bei Letzterem wird Wasser in einen Salzstock geleitet, wo es das Salz löst. Die so entstandene Sole wird dann wieder an die Oberfläche befördert, gereinigt und anschließend eingedampft. Dabei werden die meisten natürlichen Inhaltsstoffe entfernt, zurück bleibt beinahe reines NaCl. Auf ähnliche Weise wird auch das bergmännisch abgebaute Salz raffiniert.

Wer Salz erwerben möchte, das neben Natriumchlorid noch einen Anteil an Mineralstoffen und Spurenelementen enthält, der sollte sich in Reformhäusern und Naturkostläden umsehen. Dort werden naturbelassene Salze angeboten, bei denen es sich in der Regel um Steinsalze handelt, die unter Tage gewonnen wurden und die nicht raffiniert sind. Insgesamt ist jedoch auch bei diesen Salzen der Anteil an Mineralien nicht sehr hoch, er liegt bei etwa drei bis vier Prozent, hat jedoch einen großen Einfluss auf den Geschmack des Salzes. In Reformhäusern und Naturkostläden findet sich auch das rosafarbene Himalaya-Salz, das von vielen Menschen geschätzt wird und gerne auch zur Behandlung etwa von Hautkrankheiten und Allergien sowie für kosmetische Zwecke eingesetzt wird.

Schon seit mindestens 2000 Jahren gewinnt der Mensch Salz aus dem Meer. Auch bei solchen Produkten greifen viele Menschen zu, weil sie eine schmackhafte und mineralstoffreichere Alternative zum Kochsalz suchen. Doch auch bei diesem Salz sollte man genau hinsehen. Denn bei Meersalz gibt es ebenfalls Produkte, die fast ausschließlich aus Natrium und Chlorid bestehen. Manche angebotenen Salze enthalten jedoch noch Anteile an Mineralien wie Selen und Jod. Allerdings sollte man möglicherweise auch darauf schauen, aus welchem Meer das Salz gewonnen wurde. Das Mittelmeer ist in diesem Zusammenhang nicht unbedingt mehr erste Wahl. Spezialisten bevorzugen Salz aus dem noch verhältnismäßig sauberen Atlantik.

Als »Königin des Salzes« wird häufig das so genannte »Fleur de Sel« bezeichnet, das in gut sortierten Feinkostläden erhältlich ist. Das »Fleur de Sel« wird nicht maschinell, sondern von Hand gewonnen: Salzgärtner in Portugal und Frankreich setzen dabei Meerwasser in besonderen Behältern so lange der Sonne und dem Wind aus, bis eine Sole entsteht. An der Oberfläche dieser Sole bildet sich, sobald die richtige Konzentration erreicht ist, die »Fleur de Sel«, die Salzblume, die vorsichtig abgeschöpft wird. Diese Salzkristalle enthalten einen hohen Anteil an Magnesium, wodurch sie milder schmecken als andere Salze und keinen bitteren Geschmack auf der Zunge hinterlassen.

Wie wichtig Salz für unser Leben und für unsere Gesundheit ist, habe ich versucht, in diesem Kapitel deutlich zu machen. Ist diese Erkenntnis doch auch von großer Bedeutung für den Erfolg unserer Schmerztherapie, die auf die Heilkraft des Salzes setzt. Auf den nächsten Seiten werde ich darauf eingehen, dass die bei unserer Therapie zugeführte Kochsalzlösung ein körpereigener »Saft« ist, und als solcher ideal geeignet, die Selbstheilkräfte in uns in Kraft zu setzen.

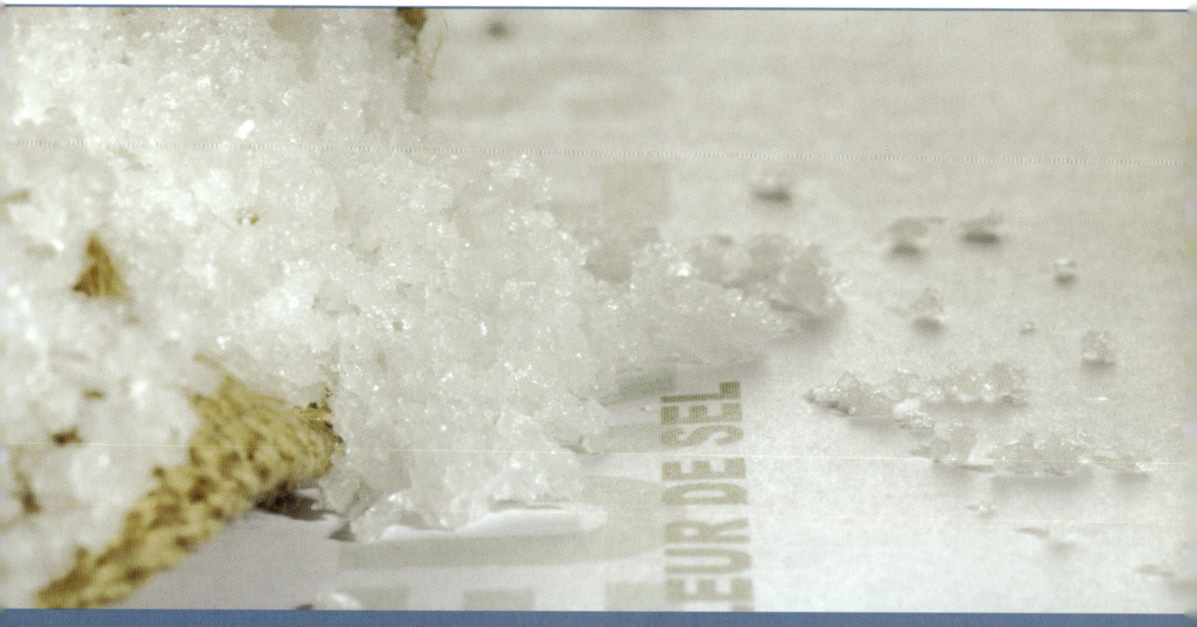

Salzlösung – ein körpereigener Saft

Warum ist Salz für uns ein so besonderes »Lebensmittel« und für unseren Körper so wichtig? Der Grund ist überraschend und dabei doch leicht nachvollziehbar. Vergleichen wir zwei Flüssigkeiten miteinander, die uns beide sehr nahe sind, die wir jedoch kaum miteinander in Verbindung bringen würden: unser Blut und das Wasser des Meeres. Unser Blut, das haben Forschungen ergeben, ist praktisch identisch mit dem Wasser des Urmeers, dem Ursprung allen Lebens. Anders formuliert: Unser Blut hat eine ganz ähnliche Zusammensetzung wie sauberes Meerwasser aus großen Tiefen – eine faszinierende Vorstellung.

Geben wir Salzkristalle in Wasser, lösen sie sich auf. Das Wasser und das darin gelöste Salz verbinden sich zur Sole. Und eine solche Sole, also eine Salzlösung ist es, die durch unseren Körper fließt und für den Ausgleich bei unseren Körperfunktionen sorgt. Sie enthält dieselben 84 Elemente, die auch in sauberem Meerwasser nachgewiesen wurden und die notwendig für unser Wohlbefinden sind.

In der Sole des Meeres befinden sich die Elemente, aus denen sich in Milliarden von Jahren das Leben entwickelte und dieselben Elemente befinden sich auch in unserem Körper, sogar in derselben Mischung von 99 Prozent Wasser und einem Prozent Salz. Durch die Verbindung der negativen Ionen des Salzes mit den positiv geladenen Teilchen der Wassermoleküle wird eine gewaltige Energie freigesetzt und die Polarität aufgehoben. Eine Energie, die uns auch helfen kann, unsere Krankheiten zu bekämpfen.

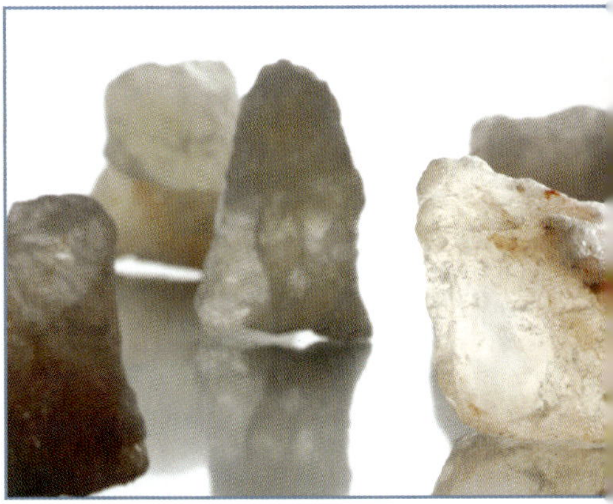

Schon vor mehr als hundert Jahren hat man die Heilkraft der Sole erkannt und vor allem Asthma- und Bronchitiskranke zu Kuren ans Meer geschickt, um durch die salzhaltige Luft ihre Krankheit zu kurieren. Auch Aufenthalte in Salzstollen, zum Beispiel in Berchtesgaden helfen, die Körperfunktionen wieder zu stabilisieren. »Meeresklima im Binnenland« schaffen die

Gradierwerke, eines davon liegt nur rund eine halbe Stunde von unserer Praxis entfernt in Bad Dürkheim. In Bad Dürkheim, heute ein bekannter Kurort in der Pfalz, wurde bis ins 19. Jahrhundert hinein Salz gewonnen, bis die Saline nicht mehr genügend Ertrag abwarf und 1845 vom Betreiber, dem bayerischen Staat, eingestellt werden sollte. Der Stadtverwaltung gelang

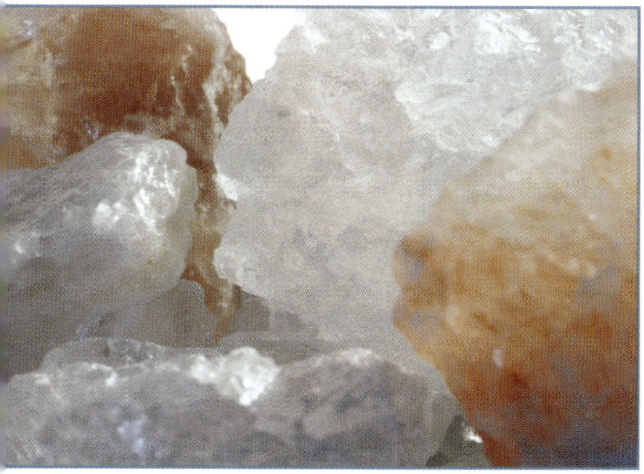

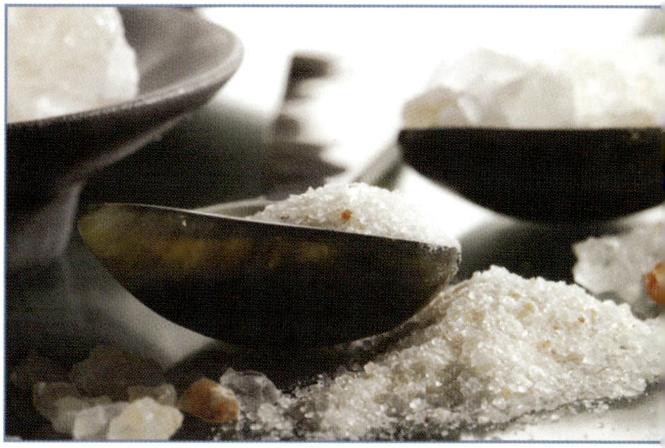

es jedoch, den Fortbestand der Saline bei König Ludwig I. von Bayern durchzusetzen, wollte man doch ein Solebad in Dürkheim einrichten. 1847 entstand dann der Gradierbau in einer Länge von 333 Metern, der bis 1992 als Freiluftinhalatorium genutzt wurde. Nach einem Brand wurde der Bau 1994 wieder errichtet und heute verbergen sich hinter den 160 Sandsteinpfeilern acht Stahlbetonwannen, in denen insgesamt 2000 Kubikmeter Sole zur Verrieselung bereitgehalten werden, die der »Neuen Maxquelle« entspringen. Über ein 660 Meter langes Rinnensystem wird die Sole über eine neun Meter hohe Reisigwand, die aus 250 000 Reisigbündeln besteht, verrieselt und zu Abermillionen salzgesättigter Nebeltröpfchen zerstäubt. Die positive Wirkung bei der Einatmung dieser Tröpfchen ist schon lange medizinisch anerkannt. Die Atemwege werden befeuchtet, kleinste Kristalle des Salzes setzen sich an den Wandungen der Luftwege ab und wirken sekretlösend. Zäher Schleim kann abgehustet werden, die Schleimhäute schwellen ab, der ganze Atemtrakt wird von Bakterien gereinigt. Entzündungen nehmen ab und chronische Atemwegsleiden entstehen erst gar nicht oder werden, wenn bereits vorhanden, gebessert.

Salz erlebt momentan als Heilmittel sein großes Comeback. Als echtes Naturheilmittel werden seine Möglichkeiten wieder intensiver genutzt und im Zuge der Wellness-Welle auch verstärkt angeboten.

Schon lange bekannt ist die positive Wirkung von Salz im Zusammenhang mit Hautkrankheiten, Neurodermitis und Schuppenflechte. Eine Kur oder ein Urlaub am Toten Meer mit seiner extrem hohen Salzkonzentration hat schon vielen Patienten vor allem bei Psoriasis (Schuppenflechte) geholfen. Deshalb bieten auch viele Bäder, wie Bad Kreuznach oder Bad Reichenhall, Hilfe durch Solequellen an, wenn Patienten unter schweren Hauterkrankungen leiden. Doch helfen auch Solebäder im heimischen Badezimmer oder auch das Auftragen von Masken aus Soleschlick.

Doch im Rahmen unserer Schmerztherapie hat uns natürlich besonders die Wirkung der Sole bei Erkrankungen des Bewegungsapparates interessiert, sei es nun bei Bandscheibenleiden, bei Erkrankungen der Wirbelsäule, bei Arthritis, Arthrose, Migräne oder auch bei rheumatischen Erkrankungen wie beim so genannten Weichteilrheuma, der Fibromyalgie. Aufmerksam haben wir die Erfolge verfolgt, die in diesem Zusammenhang mit Soleumschlägen, Solebädern, Soletrinkkuren und durch das Auflegen von erwärmten Salzsäckchen auf die schmerzenden Stellen erzielt wurden. Uns fiel auch auf, dass in diesem Bereich das Phänomen der so genannten »Erstverschlechterung« immer wieder erwähnt wurde, das auch bei unserer Kochsalz-Therapie eine Rolle spielt, nämlich das Phänomen, dass es bei Beginn der Behandlung zuerst häufig zu einer Verstärkung der Schmerzen kommt, bevor die Linderung einsetzt. Eine Erscheinung, die typisch ist für naturheilkundliche Verfahren, die auf die Selbstheilkräfte des Körpers setzen.

Salz, das kann inzwischen als allgemeiner Erkenntnisstand gelten, hilft immer dann, wenn der Grund für eine Erkrankung Entzündungen im Körper sind. Entzündungen entstehen durch Verschleiß oder aber durch Autoimmunprozesse wie beim Rheuma, und sie zerstören die Gelenke und die Gefäße. Der Körper könnte diese Entzündungen selber heilen durch eine gute Durchblutung. Doch genau dies passiert nicht. Zuständig für den Bluttransport in den kleinsten Blutgefäßen der Muskeln und Gelenke sind nämlich die Nerven, die elektrisch geladen sind. Um das Blut anzutreiben, müssten sie 100 Prozent ihrer Elektrizität für diese Anstrengung aufwenden. Das können sie jedoch nicht, wenn sie beispielsweise bereits an den Nervenwurzeln entzündet sind. Dies schränkt die Funktion der Nerven ein und sie können nur einen kleinen Teil ihrer Energie bereitstellen, um für die Durchblutung zu sorgen. Und so beginnt der Teufelskreis, der die Heilung verhindert. Die Nerven schaffen es nicht, die Durchblutung auf das nötige Niveau zu bringen, das Blut kann die krank machenden Schlacken und Abriebe nicht »abtransportieren«, die körpereigene Heilung findet nicht statt.

Doch was kann man tun, um die Pumpfunktion der Nerven zu reaktivieren? Genau hier setzt die Aufgabe des Salzes ein. Mit einfachem Kochsalz kann man die Funktion der Nerven wieder in Gang setzen. Unsere Therapie bedient sich dabei eines lange bekannten Prinzips: Die Nerven brauchen als Antriebsstoff Natrium. Das Prinzip ist einfach und logisch und seine Wirksamkeit inzwischen durch den Erfolg bei der Behandlung von vielen tausend Patienten belegt, auch wenn es manchen Schulmedizinern als zu einfach erscheint.

Trotzdem war es ein langer Weg von den ersten Schritten bis zum nunmehr ausgereiften Einsatzkonzept unserer Kochsalz-Therapie. Erkenntnisse, wie wichtig die gute Durchblutung für die Selbstheilungskräfte des Körpers ist, mussten ergänzt werden mit Studien darüber, welch wichtige Aufgabe den Nerven in diesem Zusammenhang zukommt. Und letztlich war noch ein wichtiges Problem zu lösen: Auf welche Weise und an welchen Punkten müssen die Kochsalz-Injektionen den Nerven zugeführt werden, um eine optimale Wirkung zu erreichen?

Die Entwicklung und »Geschichte« der Kochsalz-Therapie habe ich im nächsten Kapitel geschildert.

Die »Geschichte« der Kochsalz-Therapie

Es war im Jahr 1975, als ich – gerade einmal 19 Jahre alt – aus Indonesien nach Deutschland kam. Mein Ziel und größter Wunsch: Medizin zu studieren in einem Land, dessen Universitäten weltweit einen guten Ruf genießen. Ich zog nach Köln und nahm dort die ersten Hürden, indem ich meine Sprachkenntnisse verbesserte und fleißig für die Zulassungserlaubnis für deutsche Hochschulen auf dem Studienkolleg lernte. Danach nahm ich an der Kölner Universität mein Studium auf, das ich im Jahr 1983 abschloss. Meine Weiterbildung zum Facharzt für Pharmakologie absolvierte ich an der Heidelberger Universität und schrieb parallel dazu meine Doktorarbeit zum Thema »Das Gesundheitswesen in Indonesien«.

Als ich 1993 meine Facharztprüfung abgelegt hatte, stand ich vor der Frage, in welche Richtung ich mich nun beruflich orientieren sollte. Die meisten Pharmakologen, eine Fachrichtung, die sich mit der Auswirkung von Medikamenten auf den menschlichen Körper befasst, nehmen eine Stelle in der Pharmaindustrie an und arbeiten in der Forschung. Doch das war eigentlich nicht der Grund, warum ich Medizin studiert hatte. Doch manchmal hat auch der Zufall die Hand im Spiel.

Genau in dieser Zeit der Neuorientierung fiel mein Blick auf eine Anzeige in einer überregionalen Zeitung, in der ein Dr. med. Volker Desnizza aus Baden-Baden einen Mitarbeiter für seine naturheilkundlich orientierte schmerztherapeutische Praxis suchte. Obwohl ich als ausgebildeter Arzt für Pharmakologie der Naturheilkunde eigentlich eher skeptisch gegenüberstand, interessierte mich diese Anzeige und ich bewarb mich um die Position. Eine Entscheidung, die sich schnell als richtig erwies. Schon bei meinem ersten Gespräch mit Dr. Desnizza beeindruckte mich dessen Engagement und Begeisterung für die von ihm entwickelte Kochsalz-Therapie und ich entschloss mich, die Stelle anzutreten.

Schon bald gab ich meine anfängliche Skepsis auf und war von der in unserer Praxis eingesetzten Therapie genauso überzeugt wie Dr. Desnizza. Ein Schlüsselerlebnis war die erste Patientin, die ich nach mehreren Monaten Ausbildung alleine behandelte. Sie war Mitte 50 und hatte ihr Leben lang hart körperlich gearbeitet. Nun litt sie unter schrecklichen Rückenschmerzen, die auch in die Beine ausstrahlten. Sie konnte kaum laufen und sich nur schwer bewegen. Die Nächte, so berichtete sie, seien kaum zu ertragen. Sie könne sich nicht mehr erinnern, wann sie das letzte Mal durchgeschlafen habe. Nur mit starken Schmerzmitteln in immer höheren Dosen überstand sie den Tag. Die Nebenwirkungen dieser Medikament nahmen jedoch immer mehr zu, so kämpfte sie beispielsweise mit schlimmen Magenproblemen.

In die Kochsalz-Therapie, von der sie in einer Zeitschrift gelesen hatte, setzte sie ihre letzten Hoffnungen. Bei zwölf Sitzungen injizierte ich ihr jeweils 24 Spritzen mit Kochsalzlösung an die entzündeten Stellen entlang ihrer Wirbelsäule. Nach den ersten Behandlungen schien es ihr auch schon besser zu gehen, was mich natürlich sehr freute. Doch dann – ungefähr in der Mitte der Behandlung – verschlimmerte sich ihr Zustand wieder, sie war völlig verzweifelt, vor allem nachdem die Anfangserfolge ihr soviel Zuversicht gegeben hatten. Nur mit Mühe konnte ich sie überzeugen, die Behandlung fortzuführen, indem ich ihr erklärte, dass diese Entwicklung ganz typisch beim Einsatz naturheilkundlicher Verfahren sei. Und glücklicherweise sollte ich Recht behalten. Es folgte mehrere Wochen lang ein ständiges Auf und Ab, in dem die Schmerzen abklangen, aber auch wieder stärker wurden. Doch insgesamt ging es bergauf, die schlechten Tage wurden immer weniger, die besseren immer mehr. Das setzte bei meiner Patientin einige Geduld voraus, doch ihr Durchhaltevermögen lohnte sich. Ungefähr ein Vierteljahr nach Abschluss der Behandlung war sie schmerzfrei, ein Zustand, der über mehrere Jahre anhielt.

So hatte ich direkt bei der ersten von mir selbstständig behandelten Patientin den ganz typischen Verlauf unserer Therapie erlebt, wie mir auch Dr. Desnizza immer wieder erklärte. Er diskutierte gern und engagiert und im Zuge dieser Gespräche berichtete er auch häufig, wie er die Kochsalz-Therapie zum Erfolg geführt hatte. Desnizza hatte sich vor allem während seiner Tätigkeit als Notarzt mit der Behandlung von chronischen Schmerzen befasst und sich die Frage gestellt, warum manche Medikamente bei einigen Patienten total wirkungslos waren. Die Lösung des Problems, so seine Meinung: Wenn die Mikrozirkulation des Blutes in dem entzündeten Körperbereich nicht mehr funktioniert, dann können die Wirkstoffe des Medikaments nicht mehr dorthin gelangen, um zu helfen. Seine Forschungen über die Mikrozirkulation des Blutes ergaben, dass vor allem die Nerven in diesem Zusammenhang eine große Rolle spielen. Wenn die Nerven durch Entzündungen sozusagen »lahm gelegt« werden, so seine Idee, dann fließt das Blut nicht so, wie es

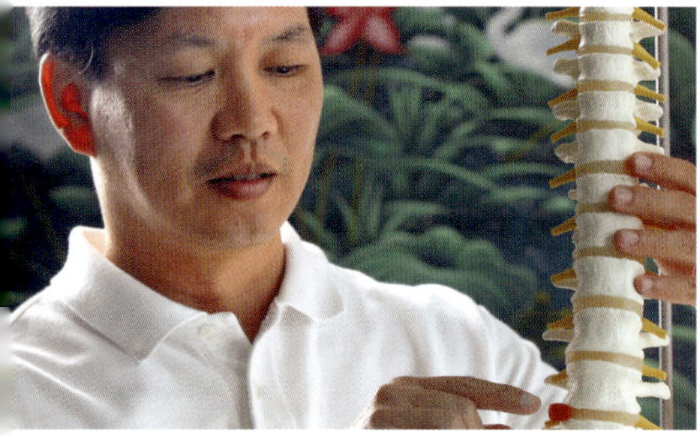

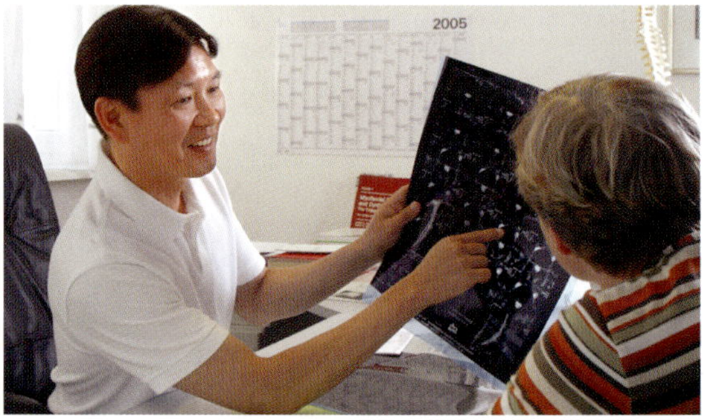

sollte und die Selbstheilungskräfte können nicht wirken. Um die Nerven herum entstehe durch die Entzündungen ein saures Milieu, dass die alkalischen Natriumionen binde. Dieses Natrium brauchten die Nerven jedoch, um ihre Aktivitäten zu entfalten und die elektrischen Impulse zu entwickeln, die das Blut durch die Adern pumpen.

Die Idee, die sich daraus ergab, war logisch: Durch die Zufuhr von Natrium müsste man doch die Zirkulation des Blutes wieder in Gang bekommmen. Eine plausible Theorie, doch sollte es noch eine Weile dauern, bis sie in die Kochsalz-Therapie umgesetzt wurde. Denn zuerst studierte Desnizza andere alternative Schmerztherapien, die er später mit dem Einsatz von Kochsalz-Lösung kombinierte.

So setzte er sich beispielsweise mit der Neuraltherapie auseinander. Hinter dieser Heilmethode, die 1926 durch das Geschwisterpaar Walter und Ferdinand Huneke entwickelt worden ist, verbirgt sich eine Behandlung, bei der mittels lokaler Injektionen des Anästhetikums Procain so genannte Störfelder im menschlichen Körper ausgeschaltet werden. Durch Injektionen kommt es zu einer Blockade der krankhaften Impulse zwischen einem Störfeld und dem entsprechenden erkrankten Organ, so dass die natürliche Heilung aktiviert wird. Im Zentrum dieser Therapie steht das Herausfinden dieser Störfelder, was einer intensiven Diagnostik bedarf. Als Störfeld können alte

Verletzungen, Brüche, Narben, chronische Entzündungen oder Traumata wirken. Sie verhalten sich klinisch zumeist unauffällig, und sind daher auch schwer auffindbar. Nach der Theorie der Neuraltherapie gehen von diesen energetischen Unruheherden jedoch Informationen auf andere Bereiche des Körpers über. Dies führt dazu, dass sofort, aber möglicherweise auch erst Monate oder Jahre später Beschwerden auftreten an Orten, die von den eigentlichen Störfeldern weit entfernt sind. Desnizza faszinierte an diesem Denkansatz vor allem die Verbindung von naturheilkundlichen Ideen, nämlich die Aktivierung der körpereigenen Heilkräfte, mit der modernen Medizin, in deren Rahmen das Lokalanästhetikum Procain entwickelt worden war.

Die ersten Patienten in seiner schmerztherapeutischen Praxis in Baden-Baden behandelte Desnizza denn auch mit Procain auf der Basis des neuraltherapeutischen Ansatzes. Doch er war mit den Erfolgen nicht wirklich zufrieden. Auch wenn die Wirkung oft sehr schnell einsetzte, was natürlich äußerst positiv für die Patienten war, hielt sie oftmals nicht lange an. Nach mehreren Wochen setzten vielfach die Schmerzen wieder ein. Ein weiteres Problem, so die Erfahrungen, die Desnizza Anfang der achtziger Jahre machte, war die Gefahr von Allergien gegen das eingesetzte Lokalanästhetikum. Und so experimentierte Desnizza weiter: immer seine Vision von einer

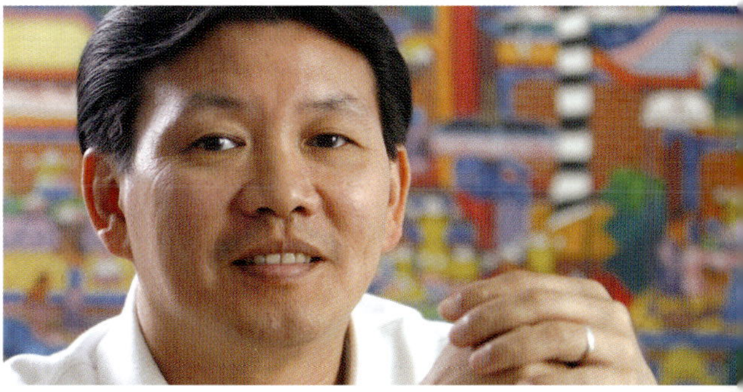

Methode vor Augen, die durch die Aktivierung der körpereigenen Heilkräfte ohne Nebenwirkungen zu einer lang anhaltenden Heilung von chronischen Schmerzen führt.

So erinnerte er sich an seine früheren Forschungen mit Kochsalz und begann, in seiner Schmerztherapiepraxis in Baden-Baden den Patienten neben Procain auch Kochsalz zu injizieren – mit Erfolg. Vergleichende Versuchsreihen belegten seine Vermutung: Eine lang anhaltende Schmerzfreiheit war ausschließlich mit Kochsalz-Injektionen zu erreichen. Ab 1982 stellte er die Behandlung um und verzichtete bei der

Behandlung auf jegliche Betäubungsmittel.

Erst viele Jahre später las ich zufällig, dass es in Deutschland schon 1890 einen Arzt namens Carl Ludwig Schleich gab, der mit Selbstversuchen herausfand, dass eine Kochsalzlösung von 0,5 Promille den Schmerz beträchtlich reduzierte, er »reicherte« die Kochsalzlösung allerdings mit Kokain an, um eine noch größere Schmerzlinderung zu erreichen. Ein weiteres Beispiel dafür, dass viel versprechende Forschungsansätze oft nicht konsequent weiterverfolgt werden.

Als ich 1993 in Dr. Desnizzas Praxis eintrat und dort später Führungsaufgaben als leitender Arzt übernahm, hatte man dort schon zehn Jahre Erfahrung mit der Kochsalz-Therapie gesammelt. So hatte man erkannt, dass für den optimalen Erfolg der Behandlung zwölf Sitzungen Voraussetzung sind. Eine Vorgehensweise, an der ich in meiner eigenen Praxis, die ich Ende 1998 in Neustadt/Weinstraße eröffnete, festgehalten habe. In welcher Folge und wie schnell hintereinander diese Behandlungen in Anspruch genommen werden, ist – auch das hat sich im Laufe der Jahre herauskristallisiert – für die Wirksamkeit der Behandlung nicht von Belang. Viele unserer Patienten nehmen lange Anfahrtswege in Kauf und bleiben deshalb während ihrer Behandlung in Neustadt. Sie kommen in der Regel zweimal am Tag und werden morgens an der Lendenwirbelsäule und nachmittags an der Halswirbelsäule behandelt. Da wir von montags bis samstags geöffnet haben, können sie die Therapie innerhalb einer Woche abschließen. Patienten, die aus der Region kommen und für die Therapiesitzungen hin und her fahren können, besuchen unsere Praxis in der Regel zwei- oder dreimal in der Woche. Damit dauert die Behandlung zwar länger, auf den Erfolg hat dies jedoch keine Auswirkungen.

Doch sollte die Zahl von zwölf Sitzungen auch nicht überschritten werden. Ich erinnere mich an eine Patientin, die von unserer Therapie so begeistert war, dass sie sie ständig in Anspruch nehmen wollte, um ihre chronischen Schmerzen endgültig in den Griff zu bekommen. Doch ich musste sie enttäuschen. Unsere Therapie ist keine Dauerbehandlung. Nach spätestens 15 Sitzungen tritt eine Überreizung der Nerven ein. Der Körper braucht eine Pause und muss die Therapie »verarbeiten« und »umsetzen«. Dafür benötigt er eine bestimmte Zeit, in der Regel drei Monate. Bei Patienten, die schon über Jahre mit chronischen Beschwerden gekämpft haben, kann es sein, dass dann noch einmal eine Auffrischungsbehandlung nötig ist, die dann vier bis sechs Sitzungen umfasst. Für den weitaus größten Teil der Menschen, die zu uns kommen, ist nach einer »Wartezeit« von rund drei Monaten nach Ende der Behandlung jedoch eine lang anhaltende Schmerzfreiheit oder zumindest eine deutlich verbesserte Situation erreicht.

Die Erfolge der Kochsalz-Therapie haben dazu geführt, dass sie inzwischen von einer ganzen Reihe Ärzten und Heilpraktikern angeboten wird. Doch sollte man sich vor einer Behandlung vergewissern, wie gut die Ausbildung des betreffenden Arztes im Rahmen dieser Therapie ist. In der nach Dr. Desnizzas Tod inzwischen geschlossenen Praxis in Baden-Baden arbeiteten nur approbierte Ärzte, die sich jeweils mehrere Monate intensiv mit der Spritztechnik befassten, bevor sie die Patienten selbstständig behandelten. Erst wenn ein Arzt diese Methode wirklich gut beherrscht, lassen sich auch die gewünschten Resultate erzielen. Der behandelnde Arzt muss die Position der betroffenen Nerven sehr gut kennen und er muss sie bei den Injektionen genau treffen. Außerdem ist eine gewisse Erfahrung bei der Diagnostik und eine gute Kenntnis der Einsatzmöglichkeiten dieser Therapie unabdingbar.

Dr. Desnizza hat bis zu seinem Tod im Jahr 1999 heftig für die Anerkennung seiner Methode gestritten. Bis heute gibt es viele Schulmediziner, die die Wirksamkeit unserer Behandlungsmethode bestreiten. Auf der anderen Seite sind chronische Schmerzpatienten für viele Hausärzte und Orthopäden eher »lästig«. Die meisten Mediziner haben keine Zeit, sich ausführlich mit ihnen zu beschäftigen, meist werden sie mit den klassischen Behandlungsmethoden wie Medikamenten oder Krankengymnastik »abgespeist«. Inzwischen wird unsere Methode jedoch auch von klassischen Schulmedizinern empfohlen, die bei ihren Patienten erlebt haben, was unsere Therapie leisten kann. Auch Krankengymnasten, die mit ihren Möglichkeiten bei manchen kranken Menschen nicht weiterkommen, schicken uns ihre Patienten.

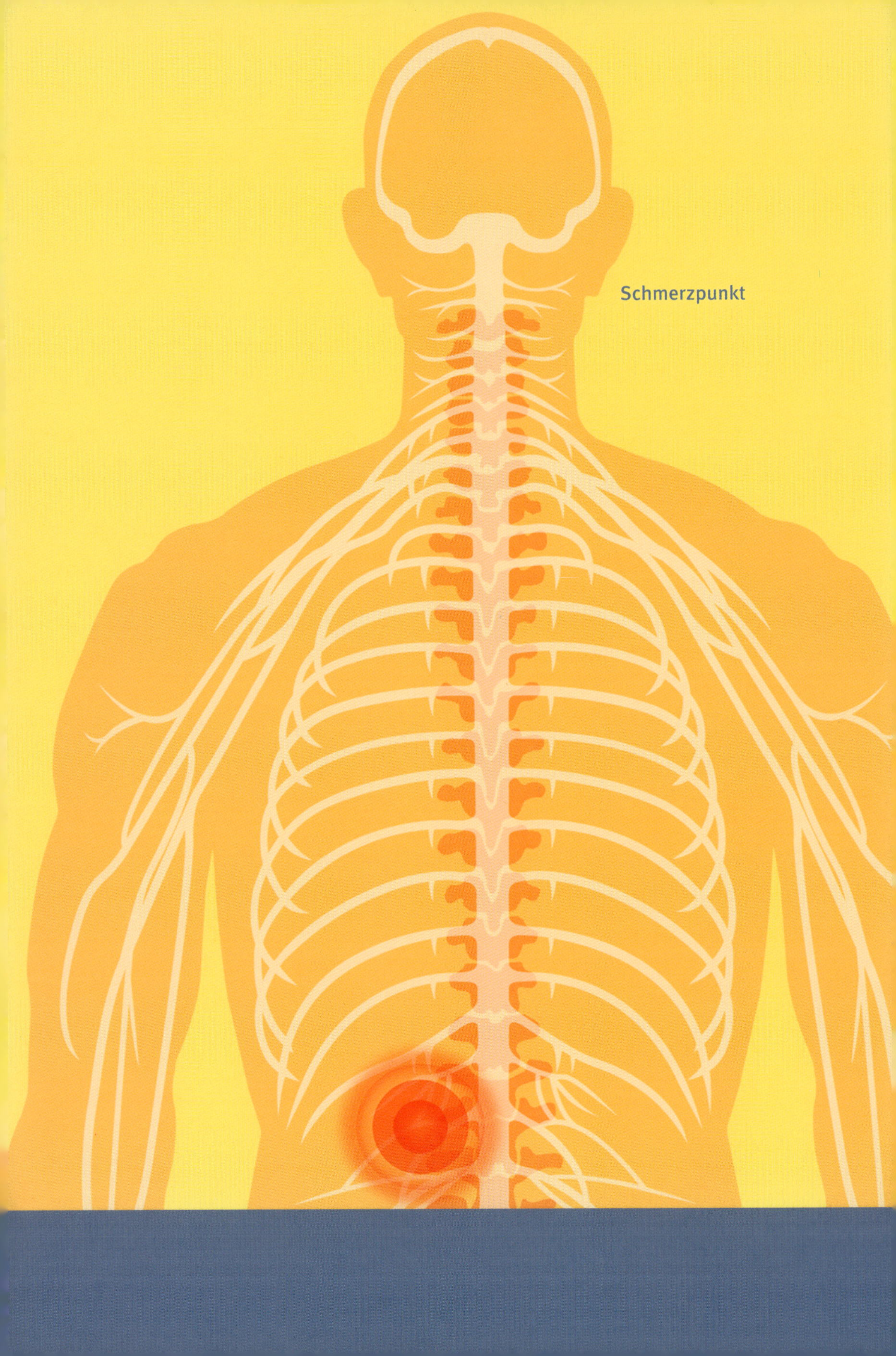
Schmerzpunkt

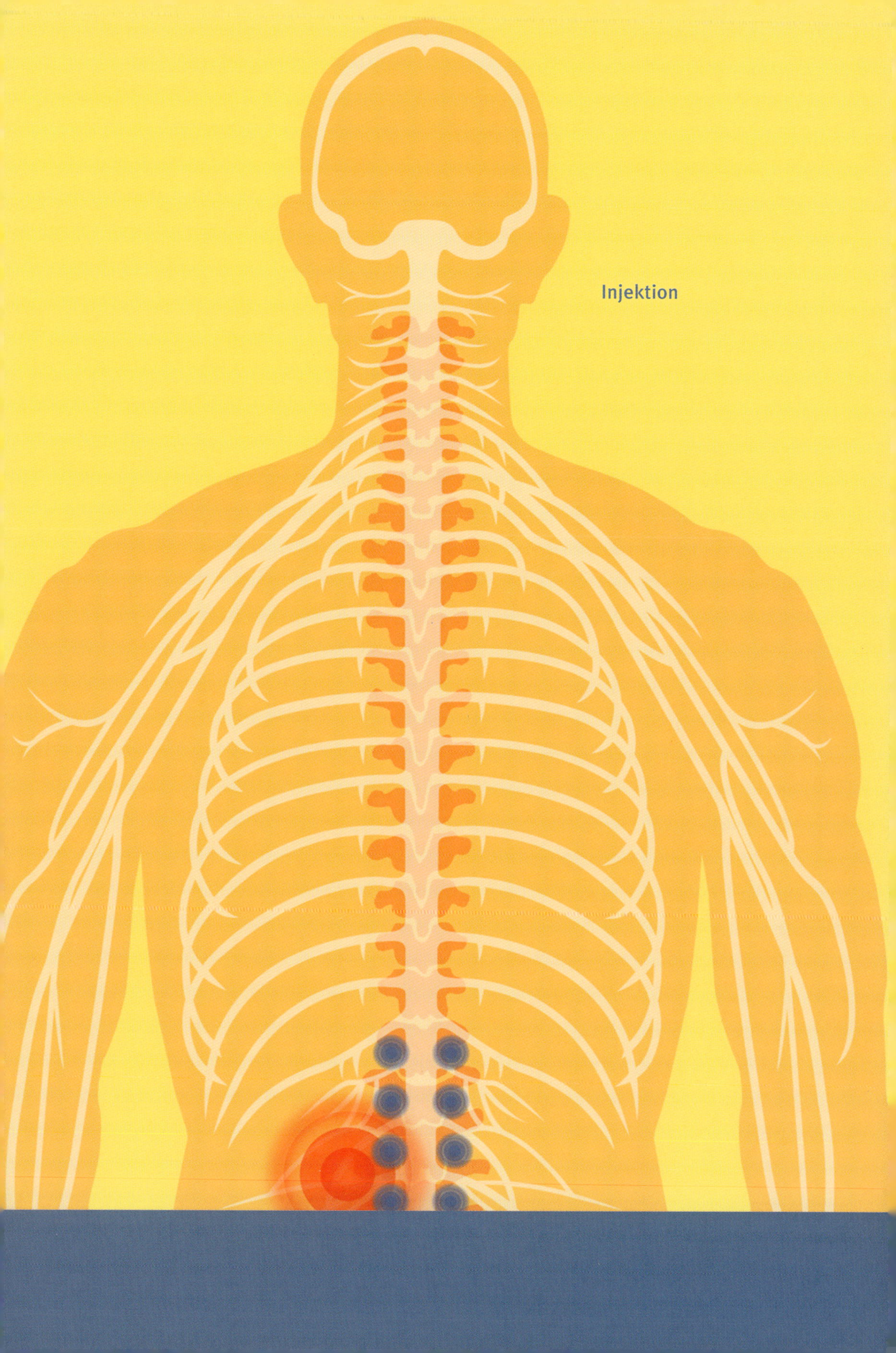
Injektion

Wirkung

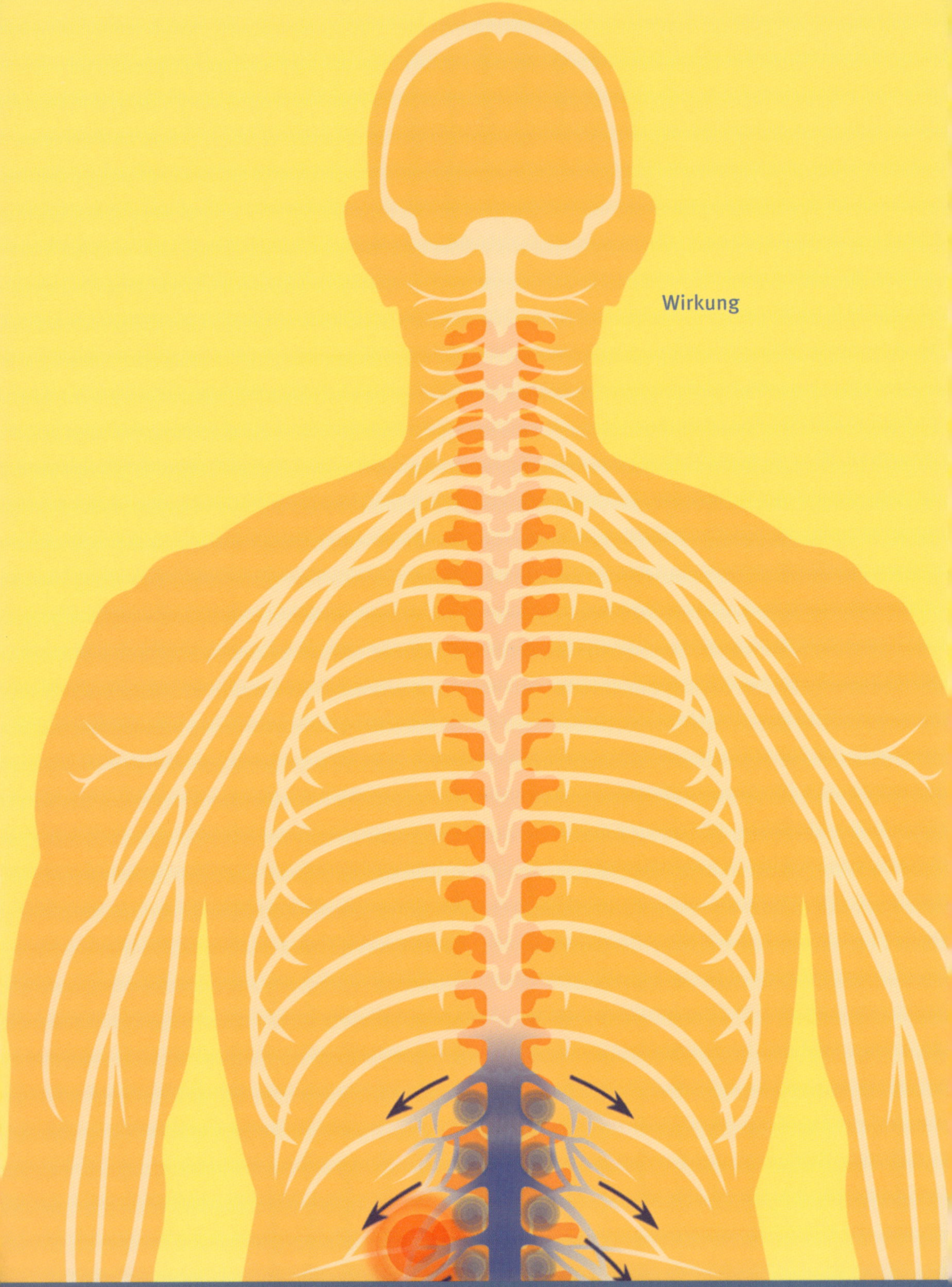

Heilung

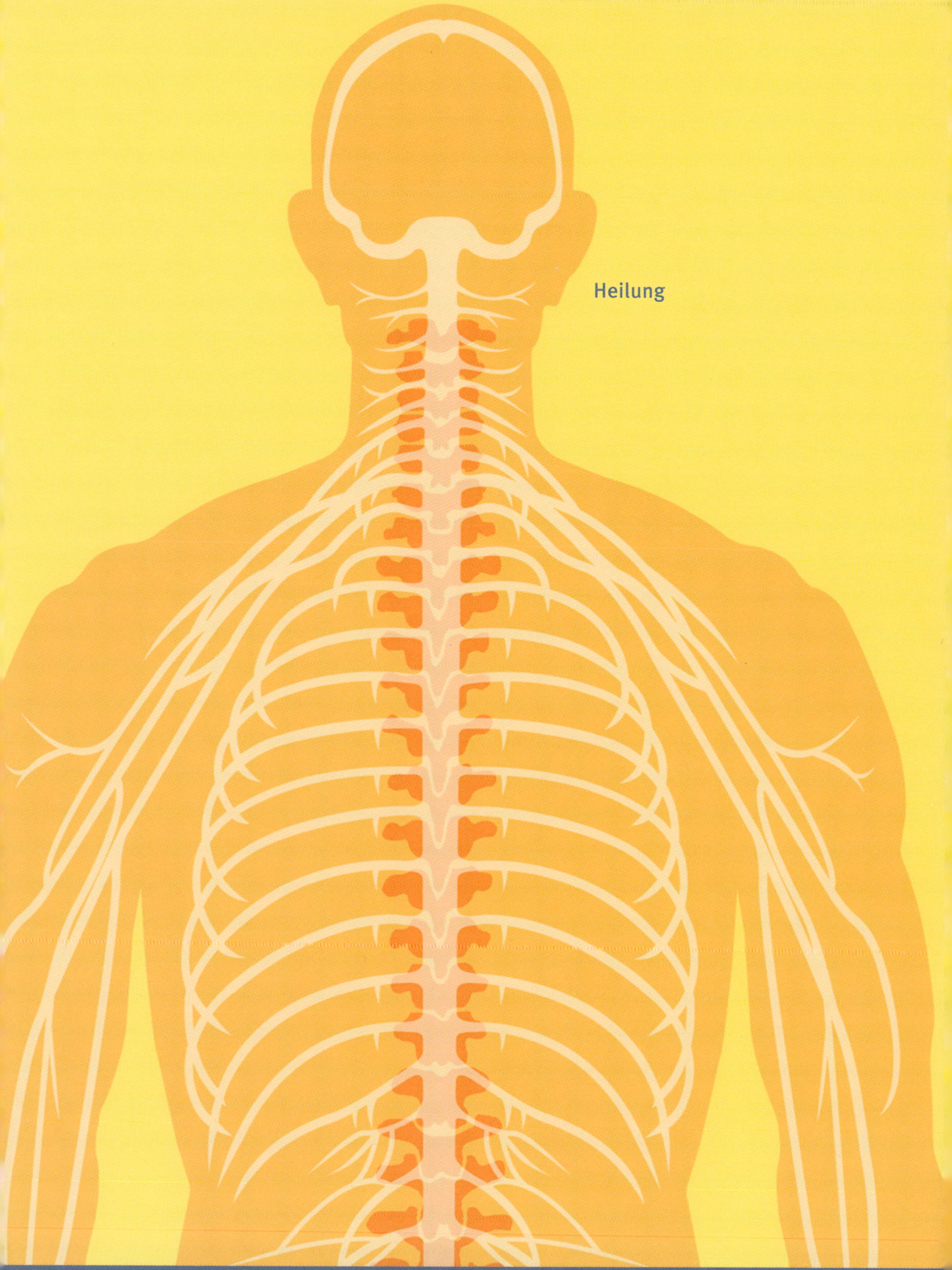

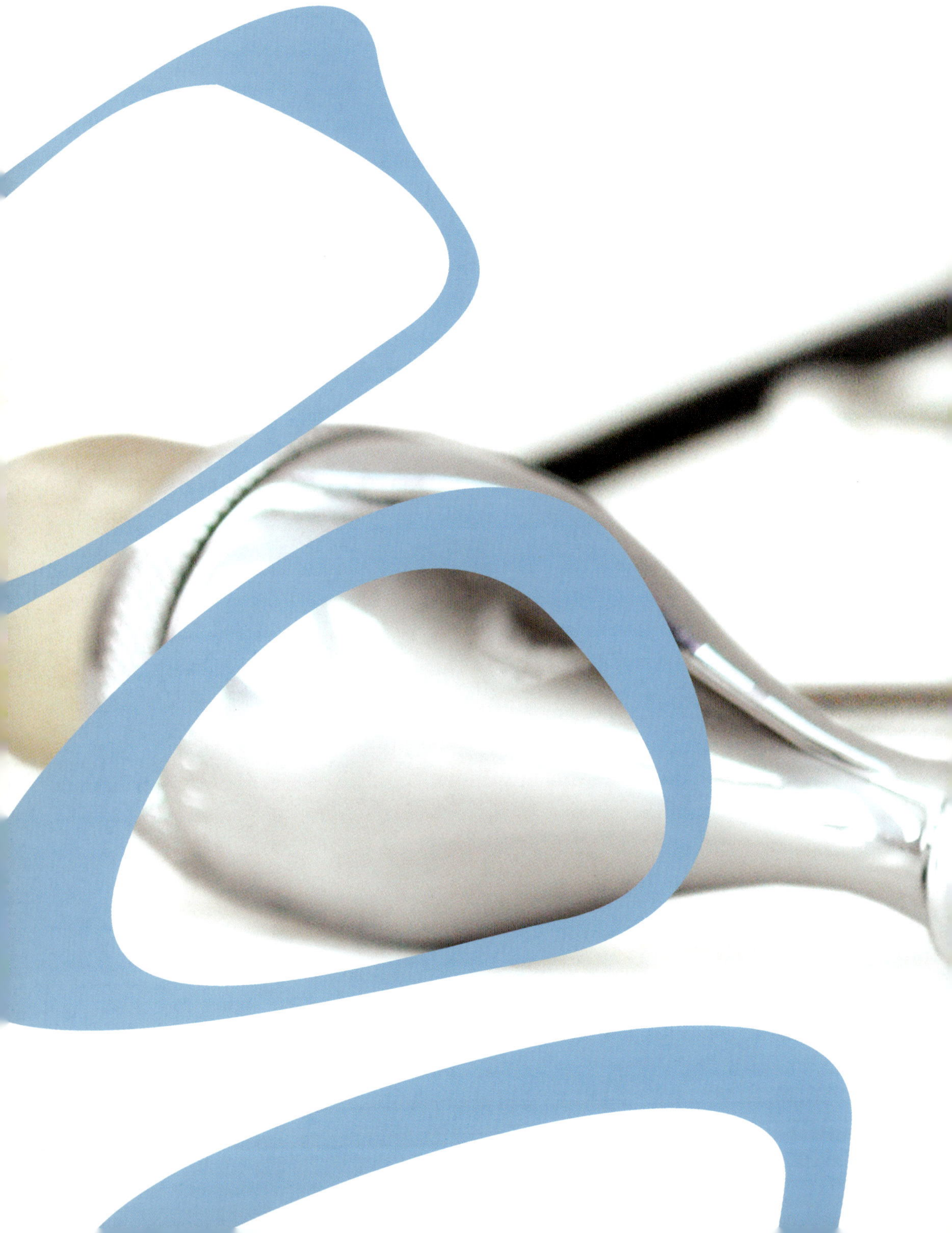

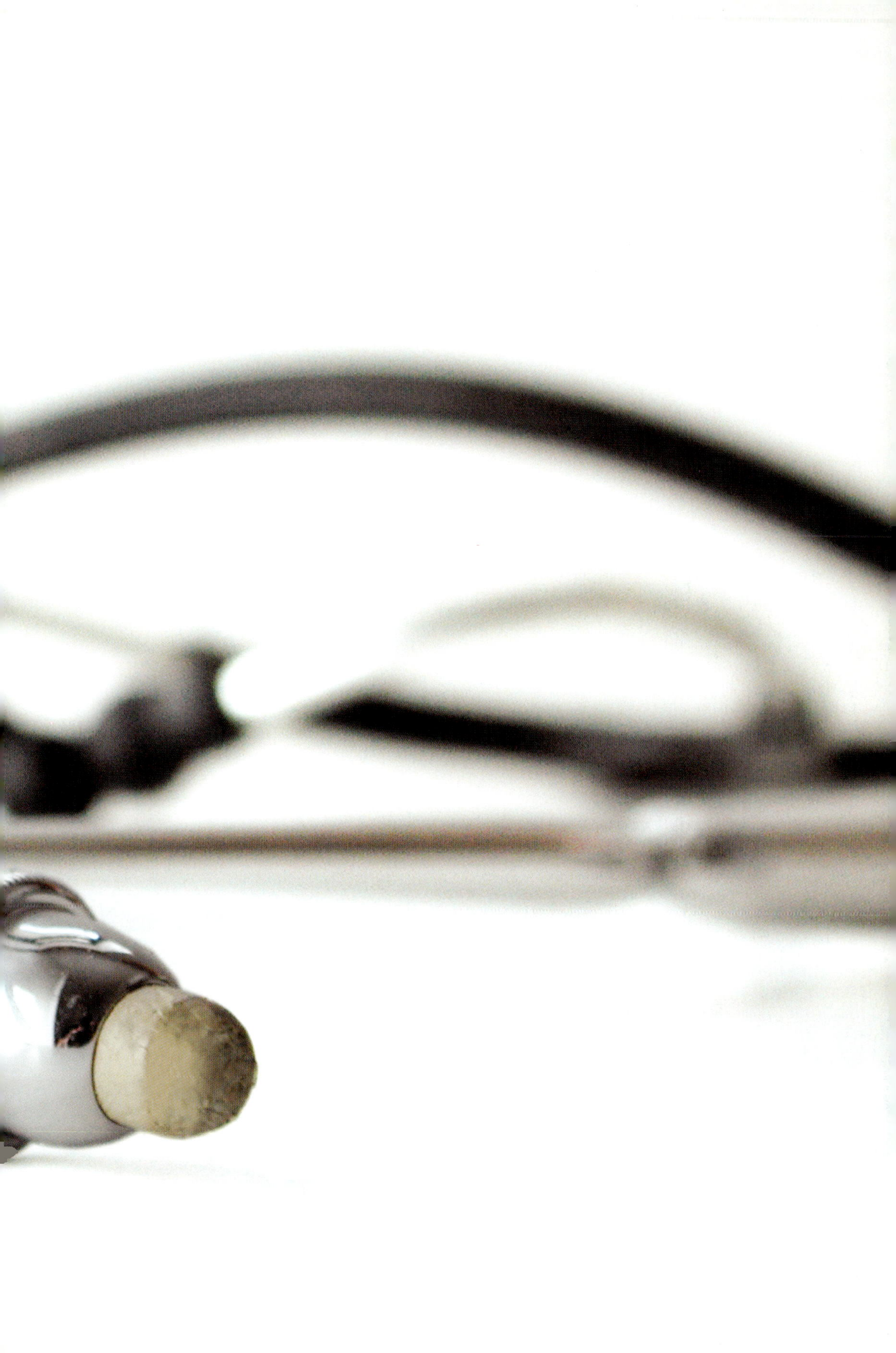

Kapitel 3:

Bei welchen Krankheitsbildern hilft die Kochsalz-Therapie?

Rückenschmerzen

Wenn Rückenschmerzen das Leben zur Hölle machen

Der Fall Andreas S.

Es war keine gute Zeit für Andreas S. Sein langjähriger Arbeitgeber, die Deutsche Telekom, hatte ihn mit 51 Jahren in Frühpension geschickt. Der Umbau von einem Staatsunternehmen zu einer börsennotierten Gesellschaft erforderte drastische Maßnahmen. Zwar bekam der gelernte Fernmeldetechniker aufgrund seiner langen Zugehörigkeit zum Unternehmen eine gute Pension, doch der aktive und kommunikative Mann fühlte sich abgeschoben und ausgenutzt.

»Fernmeldehandwerker, wie mein Beruf anfangs hieß, war wirklich ein Traumjob für mich. Und ich war meinen Eltern sehr dankbar, dass sie auf die Idee gekommen waren, mich zur dortigen Aufnahmeprüfung zu schicken. Mit 14 Jahren war ich natürlich noch viel zu jung, mich selber zu orientieren.« Damals in den sechziger Jahren war es für die jungen Leute noch einfacher eine Arbeitsstelle zu finden als heute. Andreas S. bewarb sich auf drei Stellen und hätte bei allen anfangen können. Er entschied sich für die damalige Deutsche Post und wurde dort glücklich. Sein Job machte ihm Spaß und auch im Privatleben lief es gut: Er heiratete früh mit 20 Jahren – damals brauchte man dazu noch eine Sondererlaubnis – und hat heute einen Sohn und eine kleine Enkelin. »Damals hätte ich häufig für gutes Geld in die Privatwirtschaft wechseln können, doch ich blieb bei meinen langjährigen Arbeitgeber.« Vielleicht hat es ihn deshalb so getroffen, nach mehr als 35 Jahren so Knall auf Fall »abserviert« zu werden.

»Aus Frust habe ich dann angefangen, in meinem Haus zu schaffen«, erzählt er. »Ich habe renoviert und alles umgeräumt – mit einer riesigen Wut im Bauch.« Als ihm dabei ein schwerer Schrank im Weg stand, hat er ihn weggeschoben, obwohl er viel zu schwer für ihn war – mit schlimmen Folgen. »Das hat mein Rücken nicht mitgemacht«, vermutet er heute. Als er am nächsten Morgen aufwachte, konnte er sich kaum noch bewegen. Sein Hausarzt injizierte Spritzen mit Schmerzmitteln und ver-

schrieb ihm das Präparat Voltaren. »Vier Wochen ging das so«, berichtet Andreas S., »denn die Spritzen und die Tabletten hielten immer nur einen Tag und so lange, dass ich einigermaßen schlafen konnte. Doch dann ging es wieder los.« Hinzu kam, dass die Voltaren-Tabletten, die für so eine lange Einnahme eigentlich nicht gedacht sind, ihm auf den Magen schlugen. »Ich bekam zunehmend Magenschmerzen.« Der Arzt setzte das Medikament ab und stellte auf Zäpfchen um.

»Allerdings war ich auch nicht immer so vernünftig, wie ich sollte«, so der Badener, der in Walzbachtal zwischen Karlsruhe und Bretten lebt. »Da Radfahren eines meiner größten Hobbys ist, habe ich mit meinen Freunden eine große Radtour unternommen, trotz der heftigen Rückenschmerzen.« Das bereute er allerdings bitter. »Es war eine schlimme Tortur.« Danach stand für Andreas S. fest: Er will sich operieren lassen, so konnte es nicht weitergehen.

Am nächsten Tag fuhr er ins städtische Klinikum nach Karlsruhe, wo erstmalig durch eine Computertomographie festgestellt wurde, dass er an einem Bandscheibenvorfall litt – nach vier Wochen. »Bisher dachte ich immer, es handelte sich lediglich um einen Hexenschuss, der schon irgendwann weggehen würde.« Unter diesen Umständen schien eine Operation so gut wie unvermeidbar. Auch der behandelnde Spezialist teilte diese Überzeugung. Doch nun tat sich ein neues Problem auf: Für Bandscheibenoperationen existierte eine lange Warteliste. »Die Sekretärin hat mich gefragt, ob ich bereits Lähmungserscheinungen hätte.« Als ich verneinte, meinte sie, die nächsten Termine seien erst in vier bis sechs Wochen frei, sie würde sich melden.« Auch in einer anderen Klinik, bei der es Andreas S. versuchte, wurde ihm eine Wartezeit von mehreren Wochen in Aussicht gestellt. Der Techniker war ganz verzweifelt. »Die Gewissheit, diese Schmerzen noch mehrere Wochen ertragen zu müssen, war schrecklich.«

Das verstand auch seine Krankengymnastin, bei der Andreas S. schon die ganze Zeit in Behandlung war und die er jeweils zweimal in der Woche aufsuchte. Doch Krankengymnastik konnte ihm in dieser Phase nicht helfen, sein Zustand wurde immer schlimmer. Er hatte schon sechs bis sieben Kilo abgenommen. »Ich konnte nicht schlafen, mich nicht bewegen und hatte natürlich auch keinen Appetit.« Die Krankengymnastin von Andreas S. kannte meine Therapie schon lange. Sie hatte ihr selber auch schon geholfen und sie empfiehlt sie immer wieder Patienten, denen sie mit ihren Möglichkeiten nicht mehr helfen kann. Sie »versorgte« den Fernmeldetechniker mit Informationen und machte ihm Hoffnung, dass unsere Kochsalz-Therapie ihm weiterhelfen könne.

In seiner schwierigen Situation zögerte Andreas S. nicht lange und kam nach Neustadt, wo er direkt mit der Behandlung begann. »Jedes Mal hat mich der Herr Doktor gefragt, wie es mir gehe«, erinnert er sich heute. »Und eigentlich ist am Anfang gar nicht viel passiert und ich hatte nicht viel zu sagen.« Doch bei der sechsten Sitzung konnte er zum ersten Mal von Walzbachtal bis Neustadt/Weinstraße durchfahren ohne zu stoppen, um Schmerzmittel zu nehmen. »Da wusste ich, es geht aufwärts.« Mit jeder Sitzung wurde es besser, die Schmerzmittel konnten abgesetzt werden. So langsam normalisierte sich das Leben von Andreas S. wieder. Heute – mehrere Jahre später – ist er immer noch schmerzfrei. Auch Auffrischungsbehandlungen hat er nicht in Anspruch nehmen müssen.

Nachdem er kürzlich auch einen leichten Schlaganfall gut überstanden hat, widmet er sich ausgiebig seinen Hobbys. Neben dem eben schon erwähnten Fahrradfahren sind dies vor allem Kegeln und ausgiebige Spaziergänge. Auch sein Garten hält ihn auf Trab. »Rasenmähen ist ja noch eine der leichteren Übungen«, meint er. »Aber fürs Bäumeschneiden oder das Unkrautzupfen, da braucht man wirklich ein gutes Kreuz.«

Rückenschmerzen ist neben Rheuma sicherlich die wichtigste Indikation, die mit unserer Therapie behandelt werden kann, deshalb steht sie auch im Mittelpunkt dieses Buches. Rückenschmerzen bieten dabei kein einheitliches Krankheitsbild. In den folgenden Kapiteln habe ich deshalb eine grobe Unterscheidung getroffen. In den nächsten zwei Kapiteln werde ich vor allem die »einfacheren« Formen ansprechen, die nicht auf einen Bandscheibenvorfall zurückzuführen sind wie im Falle des Patienten Andreas S., dessen Geschichte ich eben geschildert habe. In der Regel sprechen chronische Rückenschmerzen ohne einen Bandscheibenvorfall sehr gut auf unsere Therapie an.

Dem Thema Bandscheibenvorfall habe ich dann noch einmal drei eigene Kapitel gewidmet, in denen ich auf diese spezielle Problematik eingehe und auch noch weitere Beispiele schildere.

Das Kreuz mit dem Kreuz

Rückenschmerzen können mit Fug und Recht als Volkskrankheit bezeichnet werden. Rund ein Drittel der Bevölkerung hat deswegen schon den Arzt aufgesucht, wie eine Untersuchung der Betriebskrankenkassen ergab. Fast die Hälfte aller Anträge auf Frührente wird mit chronischen Rückenleiden begründet. Und: Durch Rückenschmerzen fallen in Deutschland pro Jahr Kosten in Höhe von gut16 Milliarden Euro an, davon müssen 70 Prozent allein für Arbeitsausfälle und berufliche Rehabilitation aufgebracht werden. Bei rund 10 Prozent der Betroffenen werden die Rückenschmerzen chronisch, das heißt sie treten über einen langen Zeitraum und immer wieder auf. Insgesamt werden Rückenschmerzen als zweithäufigster Grund bei der Aufnahme in Krankenhäuser angeführt. 31 Millionen Behandlungsfälle pro Jahr sind in Deutschland registriert. 60 Prozent der Beschäftigten, die länger als sechs Monate wegen Rückenschmerzen krankgeschrieben wurden, sind auch mittelfristig nicht mehr in der Lage zu arbeiten und müssen in den vorzeitigen Ruhestand gehen.

Eine Menge Zahlen, bei denen man aber nicht vergessen darf, welches Leid sich hinter jedem »Fall« verbirgt und wie ich es täglich in meiner Praxis erlebe. Oft jahrelange Schmerzen, in vielen Fällen die ständige Angst um den Arbeitsplatz wegen der hohen Fehlzeiten, ein Verlust der Lebensqualität, man kann nicht mehr wandern, spazieren gehen, Sport treiben. Häufig belastet die Krankheit auch die Partnerschaft und die Familie. Fällt es dem Umfeld doch schwer, die ständigen Einschränkungen und Probleme zu akzeptieren, die mit dem Rückenleiden verbunden sind. »Seit Jahren habe ich meinen Partner kaum mehr lachen sehen«, ist eine Bemerkung, die ich sehr häufig höre. »Ständig muss ich für ihn da sein.« Viele Partnerschaften zerbrechen unter diesem Druck.

Manchen meiner Patienten wird sogar vorgeworfen, ihre Schmerzen seien so schlimm nun auch wieder nicht und sie seien quasi Simulanten, die ihre psychischen Probleme über die Schmerzen artikulieren würden. Oder sie wollten nur nicht arbeiten. Die Ärzte stellen dann schnell die Diagnose »Larvierte Depression« und verschreiben Anti-Depressiva. Nun spielen seelische Probleme sicher auch eine wichtige Rolle bei Schmerzen, doch meiner Erfahrung nach wird diese Rolle überbewertet. Doch in der Tat ist die Diagnose von Rückenschmerzen nach wie vor ein großes medizinisches Problem. Immer noch ist die Ursache vieler Rückenerkrankungen unbekannt. Der Grund: die komplexe Nervenversorgung des Rückens mit seinen vielfältigen degenerativen Veränderungen.

Ganz allgemein unterscheidet man jedoch zwischen Rückenschmerzen ohne Nervenwurzelreizung und Rückenschmerzen mit Nervenwurzelreizung. Bei Letzteren handelt es sich um Schmerzen, die durch einen Bandscheibenvorfall hervorgerufen werden, ein Themenkomplex, dem ich mehrere eigene Kapitel in diesem Buch widme. Den größten Anteil an Rückenleiden haben jedoch Beschwerden, die nicht von einer Nervenwurzel ausgehen. Hier liegt die Ursache meist in Veränderungen im Bereich der kleinen Wirbelgelenke. Manchmal geschieht dies durch Verrenkungen, zum Beispiel durch ungeschickte Bewegungen.

Wenn die kleinen Wirbelgelenke ihre Stabilität verlieren, muss dieser Verlust durch eine verstärkte Arbeit der Muskeln ausgeglichen werden, was zu heftigen Muskelverspannungen führen kann. Durch den Druck auf die Versorgungsgefäße kann es auch zu Sauerstoffmangel in den betroffenen Muskeln kommen. Als Folge davon entstehen Stoffwechselprodukte, die zur Verstärkung des Schmerzes führen können. Diese Wechselwirkung führt dazu, dass der Schmerz sich immer wieder selber verstärkt und chronisch wird – ein echter Teufelskreis.

Auch Fehlhaltungen oder einseitige Belastungen können Rückenschmerzen nach sich ziehen. Warum diese Fehlhaltungen so zunehmen, darüber lässt sich streiten. Manche Wissenschaftler gehen davon aus, dass der aufrechte Gang des Menschen vielleicht grundsätzlich eine Fehlkonstruktion der Natur ist. Aber die weit verbreitete Schreibtischtätigkeit oder unsere Freizeitgestaltung, die sich häufig vor dem Fernseher abspielt, sind natürlich auch nicht gerade förderlich, wenn es um eine gesunde Haltung geht.

Um die möglichen Ursachen für Rückenschmerzen zu vervollständigen, seien auch noch die Verletzungen im Wirbelsäulenbereich erwähnt, zum Beispiel als Folge eines Verkehrsunfalls. Solche Unfälle können auch zu Verschiebungen von Wirbelkörpern führen, zu Nervenwurzelabrissen oder gar zu Wirbelbrüchen. Auch Entzündungen durch bakterielle Eiterherde (Abszesse) treten manchmal auf, und in seltenen Fällen (ca. ein Prozent) können auch wie in nahezu allen anderen Körperbereichen Tumore ausfindig gemacht werden. Diese sehr schwerwiegenden Gründe für Rückenbeschwerden können wir jedoch nicht behandeln, sie müssen vor Beginn der Therapie ausgeschlossen werden.

Etwa 75 Prozent aller Rückenschmerzen entstehen im Lendenbereich. Die Lendenwirbelsäule besteht aus fünf Wirbelkörpern, an die sich das Kreuz- und das Steißbein anschließen. Der obere Bereich der Wirbelsäule, die Hals-Nacken-Region, ist am zweithäufigsten von Schmerzen geplagt. Etwa jeder vierte Rückenschmerz geht vom Nackenbereich aus. Bei den Bandscheibenvorfällen ist das Verhältnis ähnlich, wie ich später noch ausführen werde. Die Wirbelsäule hat sieben Halswirbel und zwölf Brustwirbel. Insgesamt addiert sich die Zahl der Wirbel auf 34.

Der Arzt verwendet für die Beschreibung der verschiedenen Formen des Rückenschmerzes häufig folgende Begriffe: Mit Lumbago oder Lumbalgie ist zum einen der »Hexenschuss« gemeint, also ein plötzlich auftretender

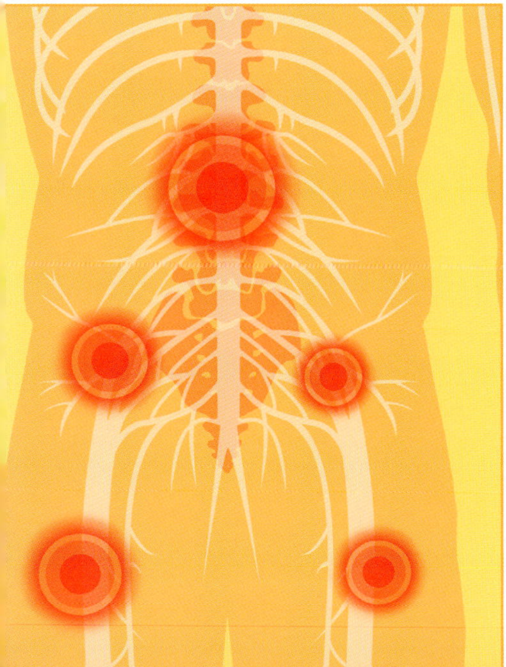

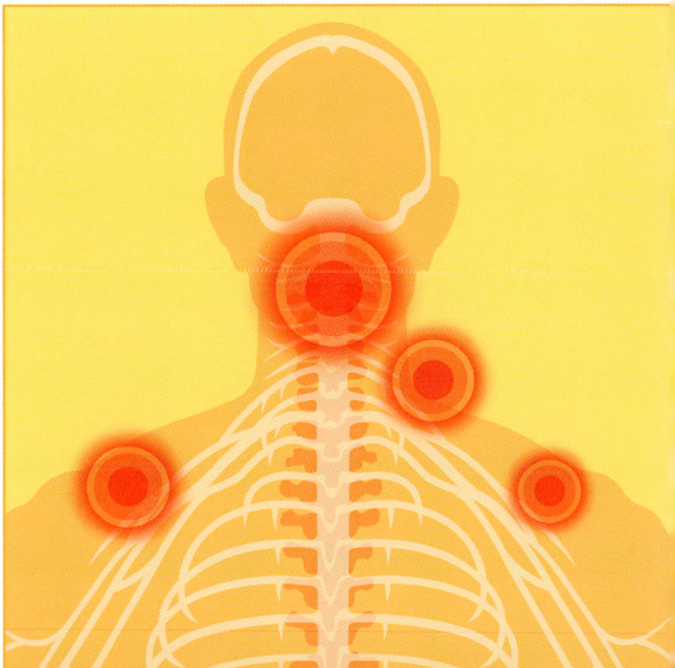

Rückenschmerz, aber auch der chronische Rückenschmerz. Mit Ischialgie werden ins Bein ausstrahlende Rückenschmerzen bezeichnet und mit Lumboischialgie die Kombination von Kreuschmerzen und Schmerzen, die bis in die Beine reichen.

Wenn die Patienten in meine Praxis kommen, ist in der Regel ihre Krankheit bereits diagnostiziert. Viele haben bereits neurologische Untersuchungen mithilfe der Schnittbilddiagnostik durch die Computertomographie oder die Magnet-Resonanz-Tomographie (MRT) hinter sich, welche die Zuordnung der Schmerzen zu bestimmten Nerven ermöglichen. Durch die Zugabe eines Kontrastmittels kann man darüber hinaus den Verdacht auf Entzündungen oder einen Tumor ausschließen.

Ich hoffe, ich konnte in diesem Kapitel deutlich machen, wie breit gefächert das Krankheitsbild bei Rückenschmerzen ist und wie viele Menschen von ihen betroffen sind. Obwohl große Anstrengungen unternommen werden, gegen dieses Volksleiden anzugehen, wird die Zahl der Betroffenen immer größer, was vermutlich mit unseren Lebensumständen zu tun hat. Wir bewegen uns zu wenig, wir sitzen zu viel, wir treiben zu wenig Sport – und dann oft den falschen, der den Rücken noch mehr belastet.

Mit unserer Therapie konnten wir schon vielen Patienten helfen, die unter akuten und chronischen Schmerzen litten und einfach nicht mehr weiter wussten. Dem Thema »Wie behandele ich Rückenschmerzen?« ist das nächste Kapitel gewidmet.

Die Behandlung von chronischen Rückenschmerzen

Patienten, die unsere Praxis aufsuchen, haben in der Regel die klassischen Therapiemöglichkeiten bereits hinter sich. Die Hausärzte, die ihre ersten Ansprechpartner sind, versuchen meist gegen die Rückenschmerzen mit einfachen Wirkstoffen gegen Schmerzen und Entzündungen anzugehen wie Paracetamol, Acetylsalicylsäure (Aspirin), Diclofenac (Voltaren) oder Ibuprofen. Zusätzlich werden oft noch muskelentspannende Präparate verschrieben. Die Verschreibung von Medikamenten ist auch meiner Meinung nach wichtig, um den Schmerz möglichst schnell zu bekämpfen und den Stress und die Angst zu nehmen. Jedoch weiß inzwischen fast jeder auch um die Problematik bei der langfristigen Einnahme von Schmerzmitteln. Sie können massive Schädigungen an den Organen verursachen. Auf dieses Thema gehe ich ausführlich in Kapitel 5 ein.

Mit an erster Stelle werden ebenfalls physiotherapeutische Maßnahmen eingesetzt: leichte Halsdehnungen beispielsweise. Auch Wärme hilft bei Schmerzen. Neben ganz praktischen Ratschlägen wie dem Tragen eines Unterhemdes und warmer Kleidung kommen hier auch elektrische Wärmekissen zum Einsatz, die Nacken und Schultern bedecken. Heiße Bäder, Sauna, Fangopackungen sowie Rotlicht und durchblutungsfördernde Medikamente zielen ebenfalls in diese Richtung.

Eine ganze Reihe meiner Patienten hat auch schon Erfahrungen mit der so genannten Chirotherapie. Ziel dieser manuellen Therapie ist es, Blockierungen, das heißt Bewegungseinschränkungen der kleinen Gelenke der Wirbelsäule, zu beseitigen. Spezielle Handgriffe, die nur von extra dazu ausgebildeten Experten ausgeführt werden dürfen, können diese Blockierungen lösen und die Beweglichkeit wiederherstellen. Diese Chirotherapie, landläufig auch einfach Einrenken genannt, darf allerdings nur bei unkomplizierten Rückenschmerzen, auf keinen Fall bei Bandscheibenvorfällen eingesetzt werden und auch hier nur innerhalb der ersten sechs Wochen.

Insgesamt setzt die Schulmedizin momentan darauf, die Patienten zu aktivieren und zu mobilisieren. Man rät von einer absoluten Schonung beispielsweise durch Bettruhe ab. Diese soll höchstens zwei Tage lang dauern. In »Rückenschulen« erlernt man Übungen zum Muskelaufbau und Techniken, die die Wirbelsäule entlasten. Außerdem wird man über den Aufbau und die Funktion des Rückens informiert. Auch die Krankengymnastik soll dem Patienten vermitteln, wie man sich richtig bewegt.

Bei länger anhaltenden Rückenschmerzen kommt häufig die transkutane elektrische Nervenstimulation (TENS) zur Anwendung, die versucht, durch Strom die Muskelverspannungen zu lösen.

Operationen sind bei der hier besprochenen Form von Rückenschmerzen in der Regel keine Option. Ein derart schwerwiegender Eingriff wird im Allgemeinen nur in Zusammenhang mit einem Bandscheibenvorfall diskutiert.

Doch ob Medikamente, Krankengymnastik, Fangopackungen – bei vielen Menschen mit Rückenschmerzen führen diese Therapien nicht zum Erfolg. Und diese Menschen geraten dann in einen unglückseligen Kreislauf. Auf der Suche nach Hilfe laufen sie von Arzt zu Arzt, von Krankenhaus zu Krankenhaus, von Kur zu Kur. Und oft werden sie enttäuscht, während sich ihre Situation immer mehr verschlimmert. Manche geben die Hoffnung ganz auf, zumal bei unklaren Diagnosen oft die Vermutung im Raum steht, so schlimm könnten die Schmerzen ja wohl nicht sein.

Patienten, die zu uns kommen, haben sich oft schon im Vorfeld über unsere Therapie informiert und auch über ihre theoretische Grundlage, über die ich mit meinen Patienten auch immer wieder gerne diskutiere. Wichtigstes Ziel unserer Behandlungsmethode ist es, dem Körper die Kraft zu geben, sich selber zu heilen – mithilfe der Injektion von Kochsalz-Lösung. Zentraler Punkt unserer Theorie sind die Nerven, die für die Durchblutung sorgen. Die Funktion der Nerven ist es, elektrische Impulse abzugeben, damit die normale Blutzirkulation aufrechterhalten wird. Doch in Körperbereichen, in denen beispielsweise durch Abriebe von der Wirbelsäule oder den Bandscheiben Entzündungen entstehen, bildet sich ein saures Milieu, das die Natriumionen bindet. Dieses Natrium wird jedoch gebraucht, damit der Nerv seine elektrische Aktivität entfalten kann. Die Folge: Die Äderchen bekommen nicht mehr die nötigen elektrischen Impulse und die Durchblutung von Gelenken und Muskeln nimmt dadurch ab. Und genau diese Mangeldurchblutung verursacht dann letztlich die enormen Schmerzen der Patienten, da die Stoffwechselschlacken nicht abtransportiert werden.

Durch die Zufuhr von Natrium durch Kochsalz-Injektionen (Kochsalz = Natriumchlorid) werden die Nerven wieder aktiv und das Blut läuft wieder durch die feinen Äderchen. Mit dem Blut werden den entzündeten Körperbereichen auch wieder Mineralien, Vitamine und vor allem Sauerstoff zugeführt. Die Zellen können sich teilen, ein körpereigener Heilungsprozess kommt in Gang.

Dass Kochsalz geeignet ist, die Natrium-Unterversorgung der Nerven zu beheben und die notwendige Durchblutung in entzündeten Bindegeweben wieder zu aktivieren, kann man an folgendem Beispiel gut erklären: Einer meiner Patienten ließ sich wegen Schulterschmerzen behandeln, mit gutem Erfolg. Nach einer vorübergehenden Verstärkung der Schmerzen nach den ersten Sitzungen nahmen diese kontinuierlich ab, bis eine weitgehende Schmerzfreiheit erreicht war. Doch nach einigen Monaten traten völlig unvermutet heftige Probleme im Lendenwirbelsäulenbereich auf. Dort hatte unser Patient Jahre zuvor Schwierigkeiten mit dem Ischiasnerv gehabt. Durch die Behandlung machten sich diese Entzündungen, die bisher schmerzlos verlaufen waren, wieder bemerkbar. Die Schmerzen konnten dann aber wieder durch einige weitere Kochsalz-Injektionen »abgestellt« werden. Die Entzündungen waren abgeheilt.

Viele Patienten können sich gar nicht vorstellen, dass ein derart komplexer Vorgang durch einfaches Kochsalz erreicht werden kann. Manche fragen sich auch, warum man nicht hochwertigeres Salz wie Mineralsalze oder das im Moment so beliebte Himalaya-Salz einsetzt.

Darauf kann ich nur eines antworten: Für unsere Therapie ist in Zusammenhang mit der Behandlung von Rückenschmerzen nur ein Bestandteil des Salzes interessant: das Natrium. Und dieses findet sich eben auch in einfachem Kochsalz, ebenso wie selbstverständlich in anderen Salzsorten.

Bei einem Teil der Patienten sind die Rückenschmerzen auch auf Bandscheibenvorfälle zurückzuführen, was häufig zu besonders schwierigen Krankheitsverläufen führt, die wir in den nächsten Kapiteln beleuchten wollen.

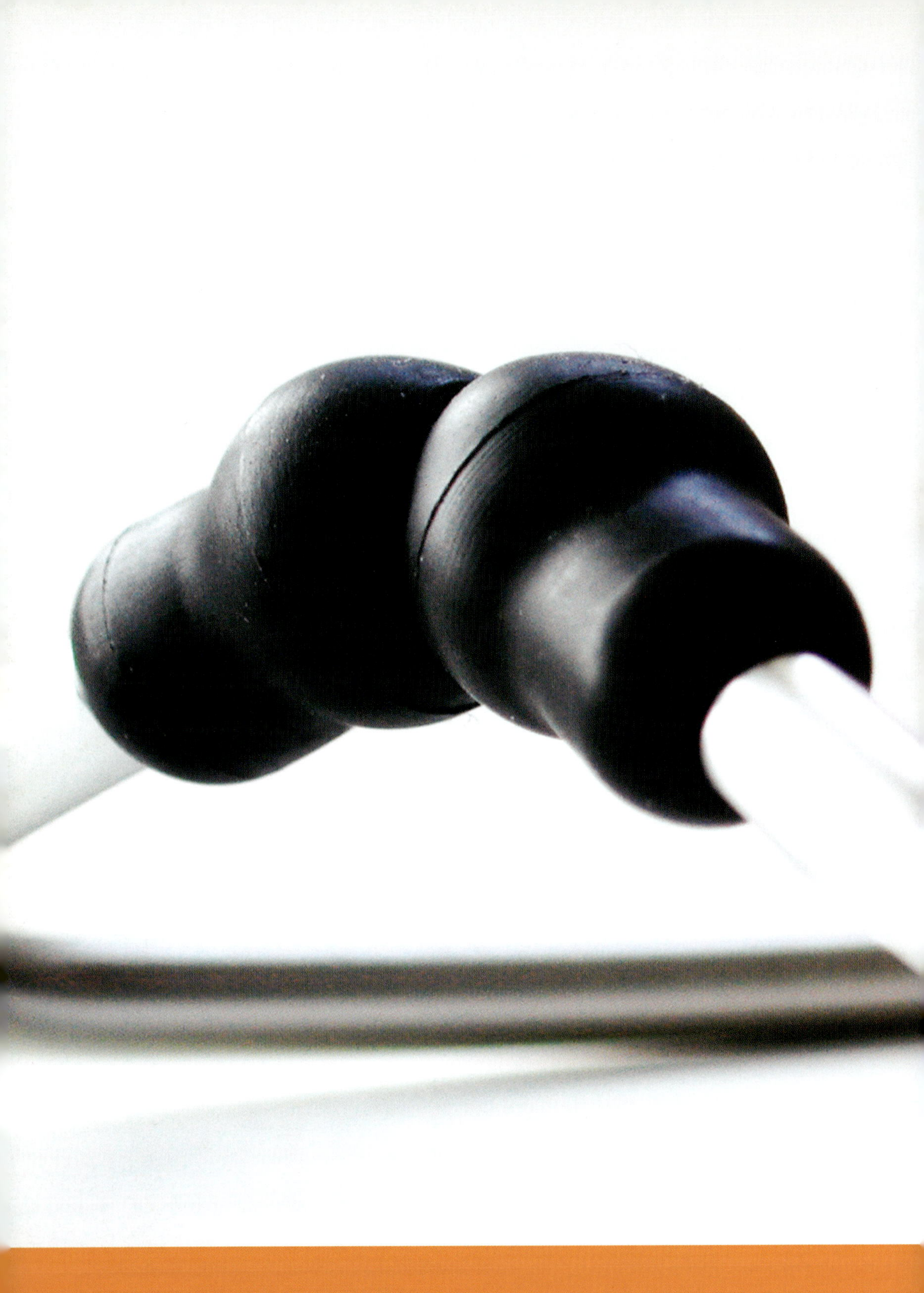

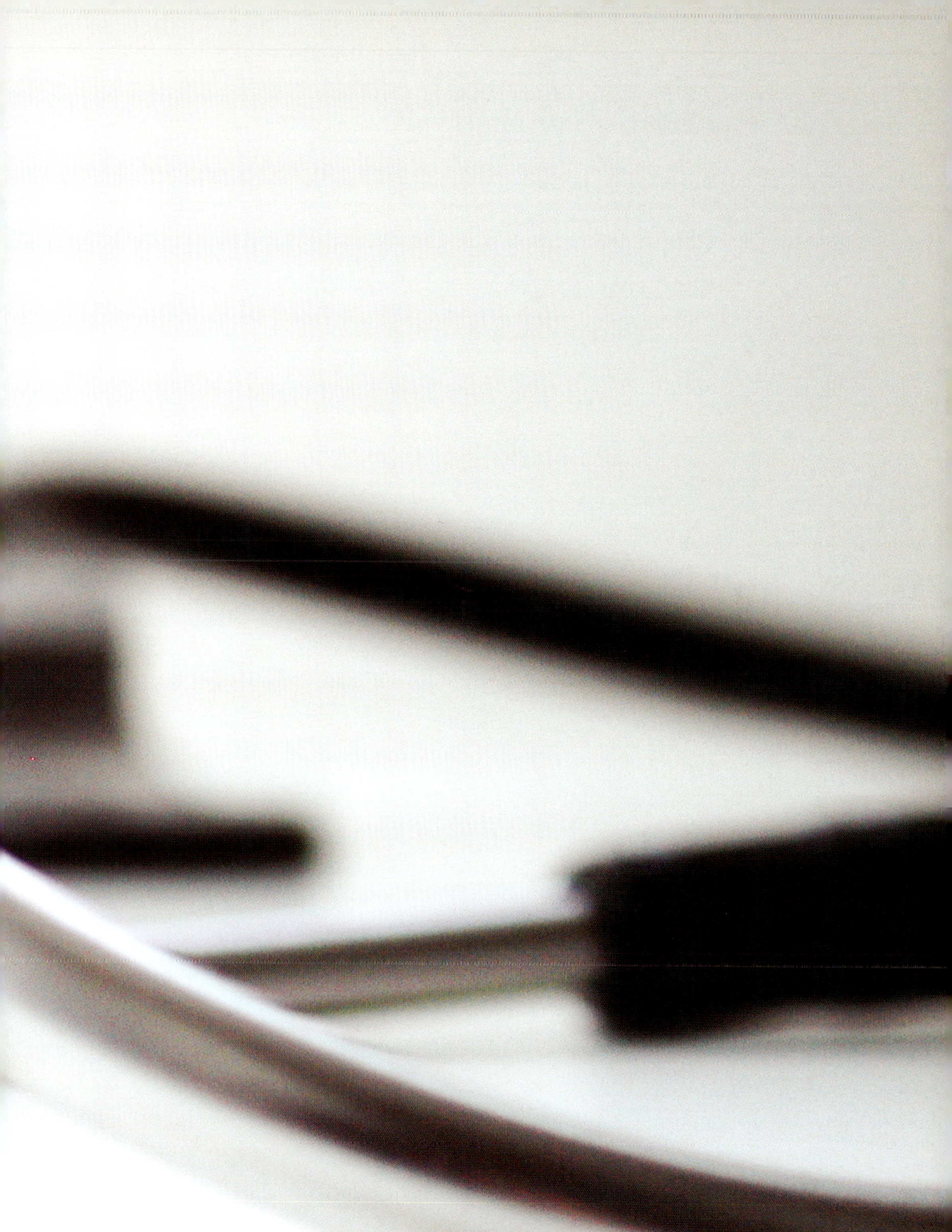

Bandscheibenvorfall

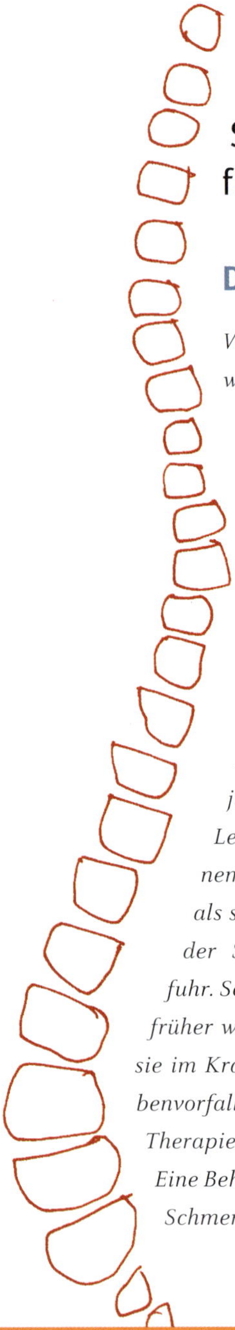

Wenn der Schmerz ins Kreuz fährt

Der Fall Veronika R.

Wenn man Veronika R. fragt, wann es denn mit ihren chronischen Rückenschmerzen begonnen hat, wartet man vergebens auf eine spontane Antwort. Denn die Schmerzen traten bei ihr nicht vor ein paar Wochen oder Monaten auf, sie kämpft schon den längsten Teil ihres Lebens mit chronischen Wirbelsäulenproblemen. 20 Jahre jung war sie und arbeitete als Lebensmittelverkäuferin in einem kleinem Ort in Thüringen, als sie eine schwere Kiste hob und der Schmerz ihr in den Rücken fuhr. Seitdem war nichts mehr, wie es früher war. Ein Vierteljahr verbrachte sie im Krankenhaus, wo ein Bandscheibenvorfall diagnostiziert wurde. Die Therapie: Spritzen in das Rückenmark. Eine Behandlung, die Erfolg zeigte, die Schmerzen verschwanden.

Doch die Besserung war leider nicht von Dauer. »Die Arbeit im Handel war Gift für meinen Rücken.« Und so kamen die Schmerzen bald wieder zurück und Veronika R. wurde eine Dauerpatientin. »Immer wieder musste ich zum Arzt, bekam Schmerzmittel und Spritzen.« Doch die erhoffte Besserung stellte sich nicht ein.

Da half es ihr sehr, dass es wenigstens privat aufwärts ging. Mit 23 Jahren gab sie einem jungen Metzger das Ja-Wort. In den folgenden Jahren kamen ihre zwei Kinder zur Welt, ein Junge, Tobias, und ein Mädchen, Birgit. Ihrer Gesundheit zuliebe hatte sie ihre Stelle als Verkäuferin im Konsum-Geschäft aufgegeben und arbeitete nun sechs Stunden am Tag im Büro der Konsum-Genossenschaft. Doch auch die körperlich etwas leichtere Arbeit brachte keine grundsätzliche Änderung der Situation, ebenso wenig wie ein weiterer Krankenhausaufenthalt und eine Kur.

1990 kam die Wende, die für Veronika R. und ihren Mann auch einen neuen beruflichen Anfang bedeutete. Die Familie machte sich 1991 selbstständig. Sie bauten eine eigene Produktion für Fleischwaren aus dem Eichsfeld auf, ein Gebiet, das für seine schmackhaften Wurstwaren, zum Beispiel die-

Eichsfelder Feldgicker und Stracke, sehr bekannt ist. Außerdem eröffneten sie eine eigene Filialkette, die zuerst fünf Geschäfte umfasste und heute über 30 Geschäfte zählt. Auf Veronika R.'s kompetente Mitarbeit konnte in dieser schwierigen und arbeitsreichen Anfangsphase nicht verzichtet werden. Sie musste in der Verwaltung nach dem Rechten sehen, die Verkäuferinnen in den Läden musste man unterstützen, die Buchhaltung hatte zu stimmen, die Rechnungen wollten bezahlt werden und und und ... Hinzu kam, dass viele Arbeiten neu und ungewohnt waren, und über allem lastete selbstverständlich auch immer die Unsicherheit, ob das mit der Selbstständigkeit so funktionieren würde wie gewünscht. »Das war eine harte Zeit«, fasst sie diese Aufbau-Periode zusammen. »Ich habe die Zähne zusammengebissen und mich mit Schmerzmitteln aufrecht gehalten.« Sämtliche Therapien, wie Gymnastik oder Strom, zeigten keine Wirkung. »Die Nächte waren ganz besonders schlimm, ich hatte jeden Tag Angst vor dem Einschlafen. Wusste ich doch, dass ich vor lauter Schmerzen kaum ein Auge zumachen würde.«

Vier Jahre später wurde ein neuer Bandscheibenvorfall zwischen dem vierten und fünften Lendenwirbel festgestellt. Nun entschied sich Veronika R. zu einer Operation, so konnte es einfach nicht bleiben. Und sie bereute die Entscheidung nicht. Die Operation verlief gut, die Schmerzen traten nicht mehr auf – zwei Jahre lang.

»Dann ging es wieder los, ich war mit den Nerven völlig am Ende und hatte

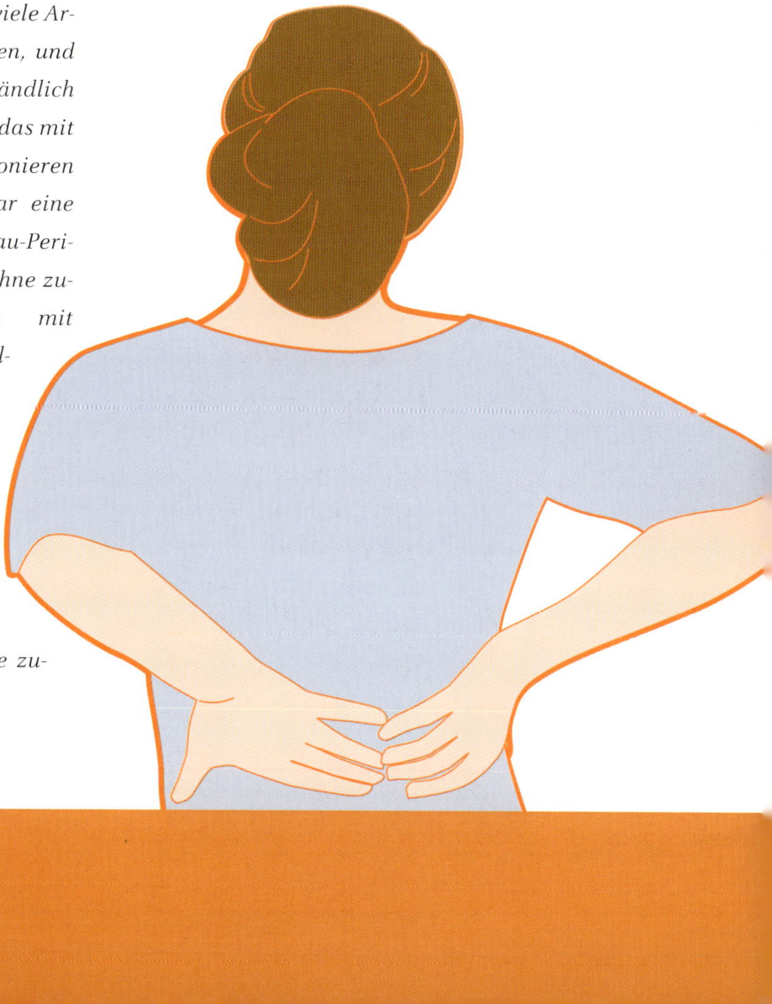

wirklich keine Ahnung mehr, wie es weitergehen sollte.« Die Ärzte dignostizierten einen neuen Vorfall an derselben Stelle und einen zunehmenden Verschleiß. Eine Operation war nun keine Option mehr. Massagen wurden verschrieben, ebenso eine Kur – doch alles schlug nicht an.

Veronika R. wusste wirklich nicht mehr aus noch ein. Sie sah einfach keine Perspektiven und befürchtete, ihr ganzes Leben unter diesen schlimmen Schmerzen zu leiden. »Das Problem ist«, so weiß sie ebenso wie viele andere Patienten, »dass es eigentlich immer schlimmer wird, weil die ständigen Schmerzen einen zermürben, man kann sie dann einfach nicht mehr aushalten.«

Zufällig hatte ihr Mann durch einen Kunden von einem Arzt in Baden-Baden gehört, der chronische Schmerzen mit einer neuartigen Therapie behandelte. Veronika R. ergriff diesen »Strohhalm« und vereinbarte einen Termin. Vier Jahre nach ihrer Operation besuchte sie die Praxis von Dr. Volker Desnizza, der die Kochsalz-Therapie entwickelt und zum Erfolg geführt hat. In dieser Zeit arbeitete ich noch als leitender Arzt bei Dr. Desnizza in Baden-Baden und lernte Frau R. kennen. Nachdem sie ihre lange Leidensgeschichte geschildert hatte, war schnell klar, dass unsere Therapie hier eine echte Chance bot und sie blieb gleich für die erste Behandlung in der Praxis. Während der zwölf Behandlungen buchte sie eine Unterkunft in der Stadt und fuhr nach anderthalb Wochen wieder in ihre Heimat nach Thüringen. Die Schmerzen waren allerdings immer noch da. »Ich schwankte zwischen Skepsis und Hoffnung«, erinnnert sie sich an diese Situation und auch daran, dass sie nur mit Mühe glauben konnte, dass die Schmerzen später vielleicht doch noch verschwinden könnten. Doch es kam, wie wir ihr aufgrund unserer langen Erfahrungen vorausgesagt hatten. Nach ein bis zwei Monaten waren die Schmerzen weitgehend Vergangenheit, nur ein gewisses Ziehen im Bein blieb. Doch als sie einige Monate später eine Nachbehandlung mit vier Sitzungen machte, verschwanden auch diese Schmerzen.

Seitdem kommt Veronika R. in mehrjährigen Abständen für einige Auffrischungsbehandlungen in unsere Praxis nach Neustadt. »Nach einigen Jahren treten die Schmerzen in einer leichteren Form wieder auf und ich weiß, ich muss wieder etwas tun«, berichtet sie. »Aber das Gute ist, dass ich jetzt weiß, es gibt eine Möglichkeit, die Situation im Griff zu behalten und ich muss keine Angst mehr haben, dass die Schmerzen wieder so schlimm werden wie früher.«

»Man sollte aber mit den Auffrischungsbehandlungen auch nicht zu lange warten. Das letzte Mal wollte ich an einer mehrtägigen Wallfahrt nach Walldürn teilnehmen und hatte mich wirklich schon sehr darauf gefreut. Doch dann hat es nicht geklappt, weil die Schmerzen doch wieder zu schlimm wurden.« Doch nächstes Mal will sie auf alle Fälle dabei sein.

»Mein Leben ist heute kein Vergleich mehr mit früher«, sagt die sportliche Frau. Ihren Hobbys Langlauf und Wandern kann sie frönen und die Arbeit in der eigenen Firma und im Haushalt gehen ihr wieder leicht von der Hand. »Da ich nachts auch wieder gut schlafen kann, bin ich am Tag auch fit und nicht mehr so so erschlagen wie früher.« Natürlich ist auch Veronika R. nicht immer schmerzfrei und sie muss darauf achten, mit ihren Kräften zu haushalten und besonders beim Heben und bei körperlicher Arbeit ihre Grenzen sehen. Doch wenn ich sie heute treffe und mich daran erinnere, wie schlimm ihr Zustand zu Beginn der ersten Behandlung war, freut mich das immer wieder.

Was ist ein Bandscheibenvorfall?

Manche Betroffenen grübeln jahrelang über die Ursache: Habe ich etwas falsch gehoben, habe ich mich falsch bewegt – doch aus welchem Grund auch immer: Plötzlich ist er da der Schmerz, manchmal völlig ohne einen nachvollziehbaren Grund. Wie ein Blitz fährt er ins Kreuz, vom Rücken zieht er sich bis hinab in den Fuß. Durch die Schonhaltung, die der Körper automatisch einnimmt, kommt es zu Muskelverspannungen. Das Kribbeln in Händen und Füßen wird verursacht durch eine Reizung der Nervenleitungen. Das Ergebnis der Computer- oder der Kernspintomographie ist eindeutig – ein Bandscheibenvorfall.

Der Diskusprolaps, wie der Bandscheibenvorfall in der medizinischen Fachsprache genannt wird, tritt meistens an der Lendenwirbelsäule auf. Betroffen sind in der Regel Patienten zwischen 30 und 50 Jahren. In 95 Prozent der Fälle sind die Bandscheiben zwischen dem obersten Kreuzbeinwirbel und dem untersten Lendenwirbel und zwischen dem untersten und dem nächsthöheren Lendenwirbel tangiert. An der Halswirbelsäule ist ein Bandscheibenvorfall äußerst selten, nur etwa fünf Prozent der Fälle tauchen in diesem Bereich auf.

Die Wirbelsäule besteht aus den 34 Wirbelknochen und den dazwischen liegenden Bandscheiben. Die Bestandteile einer Bandscheibe sind ein Bindegewebsring und ein zentraler weicher Kern, der Gallertkern, der die Beweglichkeit der Wirbelsäule ermöglicht und gleichzeitig als Stoßdämpfer dient.

Bei einem Bandscheibenvorfall verrutscht der Gallertkern der Bandscheibe und tritt aus dem Faserknorpelring heraus, der die Gallertmasse normalerweise festhält. Die austretende Masse drückt in den meisten Fällen auch gegen Nerven. Anders bei der Bandscheibenvorwölbung, der Diskusprotrusion, bei der sich das Bandscheibengewebe nach außen verlagert, ohne dass der Bindegewebsring der Bandscheibe zerrissen ist.

Die Ursachen für einen Bandscheibenvorfall sind unterschiedlich: Beim natürlichen Alterungsprozess werden die Bandscheiben mehr und mehr entwässert, das macht den Faserring spröde. Risse und Verletzungen treten häufiger auf. Der geschwächte Faserring stützt den Gallertkern nicht mehr gut, der Gallertkern kann sich allmählich oder bei schnellen Bewegungen und plötzlicher Überbeanspruchung als Bandscheibenvorwölbung verlagern oder beim Bandscheibenvorfall aus dem Faserring austreten. Rissig wird der Faserring auch durch die andauernde Druckbelastung der Bandscheibe. Ständige Vibrationen der Wirbelsäule schwächen die Bandscheiben enorm. Eine angeborene Bindegewebsschwäche kann die »Haltbarkeit« der Bandscheiben zusätzlich herabsetzen. Auch ungenügend trainierte Bauch-, Rücken- und Gesäßmuskeln begünstigen die Entstehung eines Bandscheibenschadens, weil die Wirbelsäule schlecht gestützt wird. Eine schlechte Haltung, langes Sitzen und falsches oder zu häufiges Bücken sowie Tragen und Heben zu schwerer Gewichte, belasten die Wirbelsäule sehr stark, auch das setzt die »Lebenserwartung« der Bandscheiben herab. Auch psychische »Verspannungen« begünstigen eine schlechte Haltung und belasten damit die Bandscheiben.

Was eine Bandscheibe auszuhalten hat, kann man auch an einem weiteren Beispiel sehen: Morgens nach dem Aufstehen sind gesunde Bandscheiben prall. Über den Tag sacken sie durch den auf ihnen lastenden Druck zusammen, so dass wir bis abends etwas an Körpergröße verlieren. Auch über die Jahre Zeit büßen die Bandscheiben – wie eben bereits beschrieben – an Elastizität und Feuchtigkeit ein. Die Folge: Sie werden flacher. Und das wirkt sich auch auf die Körpergröße aus: Zwei bis drei Zentimeter schrumpfen die meisten Menschen im Laufe ihres Lebens infolge schrumpfender Zwischenwirbelscheiben.

Ein Bandscheibenvorfall muss nicht zu großen Schmerzen führen, mancher Vorfall zieht überhaupt keine Symptome nach sich. Bis zu 40 Prozent der Gesamtbevölkerung hat einen Bandscheibenvorfall, der unerkannt bleibt, haben Untersuchungen ergeben. Wenn jedoch Schmerzen auftreten, sind sie hauptsächlich auf den Druck gegen einzelne Nervenwurzeln, das Rückenmark oder die Nervenfaserbündel in der Lendenwirbelsäule, auch Pferdeschweif genannt, zurückzuführen.

Bei einem Druck der Gallertmasse gegen eine Nervenwurzel sind die Folgen meist intensive Schmerzen in einem Bein oder Arm, in der Regel verbunden mit Gefühlsstörungen wie Kribbelgefühl oder Taubheit. Vom Kreuz bis in das Bein ausstrahlende Beschwerden werden vom Mediziner als Lumboischialgie bezeichnet, da der dickste Nerv des menschlichen Körpers, der Ischiasnerv, sich aus den Nervenwurzeln der unteren Lendenwirbelsäule zusammensetzt.

Sehr problematisch ist der Druck gegen das Rückenmark. Denn dann können neben den eben genannten Symptomen auch Blasenstörungen auftreten, die von einer Taubheit im Anal- und Genitalbereich begleitet werden. In einem solchen Fall sollte man sofort den Arzt aufsuchen.

Wenn ein Druck auf den so genannten Pferdeschweif, also die Nervenfaserbündel in der Lendenwirbelsäule auftritt, kann die Blasen- und Enddarmfunktion nicht mehr kontrolliert werden. Man nennt dies Reithosen-Syndrom. Auch eine Lähmung der Beine ist möglich. Hier ist ein Arztbesuch Pflicht und eine Notoperation innerhalb von zwölf Stunden notwendig, da der Ausfall sich sonst kaum mehr regeneriert.

Jedoch, nur in zehn Prozent der Fälle der diagnostizierten Bandscheibenvorfälle ist eine Operation unumgänglich. Bandscheibenvorfälle, die nicht zu einer Lähmung oder zu Blasenstörungen geführt haben, müssen nicht operiert werden, auch wenn dies von manchen Ärzten immer wieder gefordert wird.

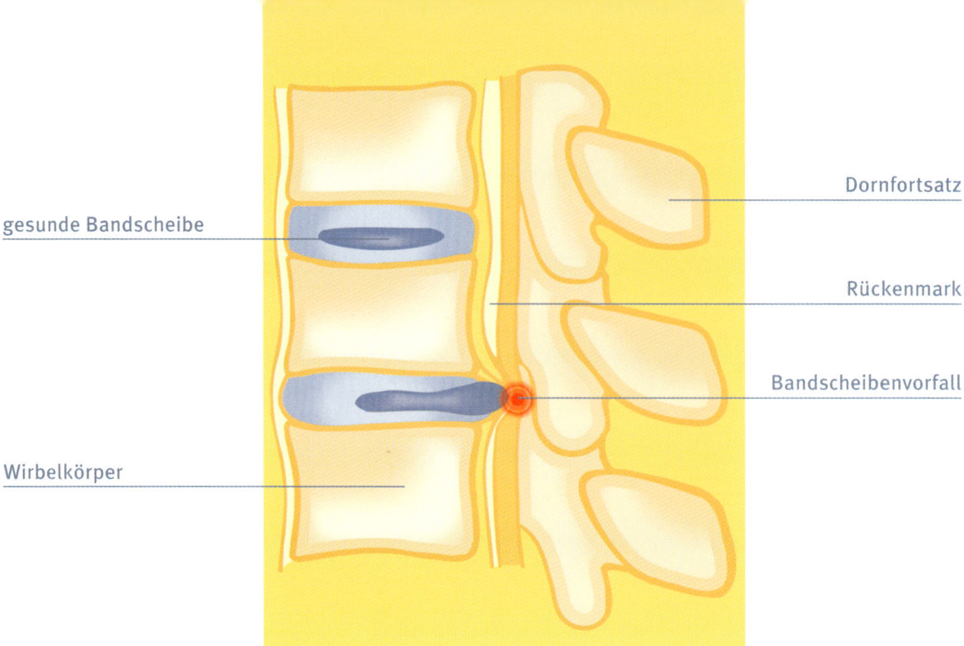

Auf die Behandlung von Bandscheibenvorfällen werde ich im nächsten Kapitel noch ausführlicher eingehen.

Vorher aber noch einige Tipps für eine »rückenfreundliche« Lebensweise, die gar nicht so schwer zu erfüllen sind. Denn schon die Einhaltung einfacher Regeln im Alltag trägt dazu bei, die Bandscheiben zu entlasten. So ist es bereits ein wichtiger Schritt, beim Bücken in die Knie zu gehen und beim Heben die Oberschenkelmuskulatur die Hauptarbeit machen zu lassen. Lasten sollten immer gleichmäßig auf beide Seiten verteilt werden. Eine aufrechte Haltung bringt die Wirbelsäule in ihre natürliche Form und die richtige Matratze ermöglicht es, sogar beim Schlafen die Bandscheiben zu schonen.

Das Sitzen belastet den Rücken im Übrigen stärker als das Stehen, daher ist bei sitzender Tätigkeit am Arbeitsplatz besonders auf ergonomisch richtig eingestellte Sessel zu achten. Einen Ausgleich schafft es, immer wieder aufzustehen, herumzugehen und sich hin und wieder durchzustrecken. Auch Übergewicht »drückt« auf die Bandscheiben, es sollte reduziert werden.

Bandscheibenvorfälle haben wie fast alle körperlichen Probleme nicht nur körperliche Ursachen. Eine entspannte Lebenseinstellung, die genügend Platz für die eigenen Bedürfnisse lässt, wirkt sich auch positiv auf die Haltung des Menschen und seine Bandscheiben aus.

Wie wird ein Bandscheibenvorfall behandelt?

Den »Königsweg«, wie man einen Bandscheibenvorfall behandelt, gibt es leider nicht. Wie wir schon gehört haben, treten bei einer ganzen Reihe von Bandscheibenvorfällen überhaupt keine Symptome auf und die Betroffenen erfahren von diesem Ereignis – wenn überhaupt – eher zufällig und im Zusammenhang mit anderen Krankheiten. Manche Patienten bekommen den Bandscheibenvorfall auch durch Ruhe, Schonung und Wärme für die betroffenen Stellen in den Griff und brauchen keinen Arzt aufzusuchen.

Auf der anderen Seite gibt es Erscheinungsformen, bei denen ein Arztbesuch unbedingt anzuraten ist. Lähmungserscheinungen sind ein solcher Hinweis oder Taubheit und Kribbeln in Armen oder Beine. Vorsicht ist auch geboten, wenn die Mastdarm- und die Blasenfunktion außer Kontrolle geraten. Bei diesen beiden Indikationen ist eine Operation unabdingbar nötig.

Die am häufigsten eingesetzte Operationsmethode ist dabei die offene Bandscheibenoperation, die vor allem bei größeren Schäden angewandt wird. Dabei erfolgt ein vier bis fünf Zentimeter langer Schnitt, um die Rückenmuskaltur freizulegen und auseinanderzuschieben. Dann wird die gesamte betroffene Bandscheibe entfernt, zuerst der vorgefallene und dann der Teil, der zwischen den Wirbeln liegt. Die Wirbelsäule verkürzt sich also.

Diese Operation kann man heute auch unter Verwendung eines Mikroskops durchführen. Damit können die Ärzte präziser operieren und benötigen weniger Platz. So sind der Hautschnitt und die Gewebeschädigung kleiner und auch die Narbenbildung geringer.

Liegt der Bandscheibenvorfall in einer geeigneten seitlichen Position, operieren einige Ärzte mit einem speziellen Endoskop. Der Eingriff ist zwar schonend, allerdings ist die Sicht auf das Operationsgebiet begrenzt. Bei diesem Eingriff kommt ein dünnes Röhrchen zum Einsatz, das unter ständiger Röntgenüberwachung zum Gallertkern geführt wird. Durch unterschiedliche Methoden, zum Beispiel durch die Auflösung mittels eines Ferments, durch einen Laserstrahl oder durch kleine Zangen, wird das ausgetretene Gewebe des Gallertkerns entfernt.

Bei sehr komplizierten Fällen mit heftigen chronischen Schmerzen greift

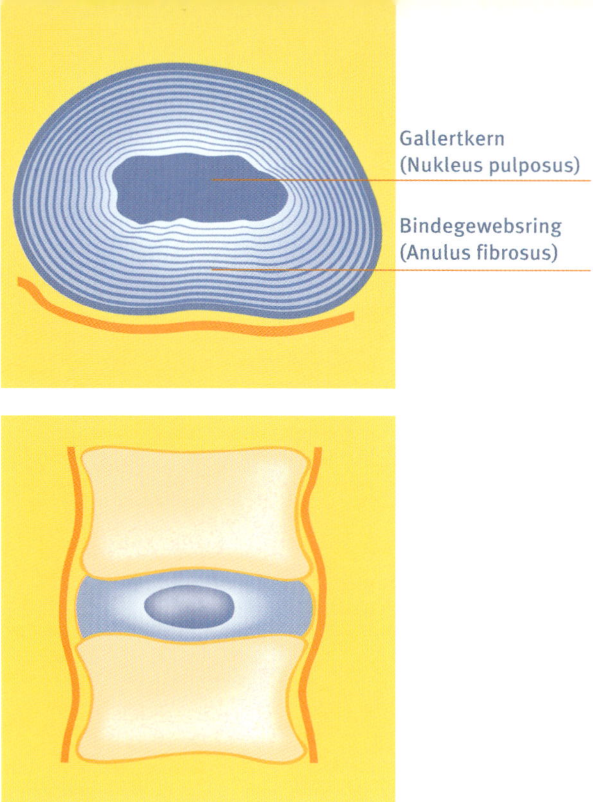

gesunde Bandscheibe

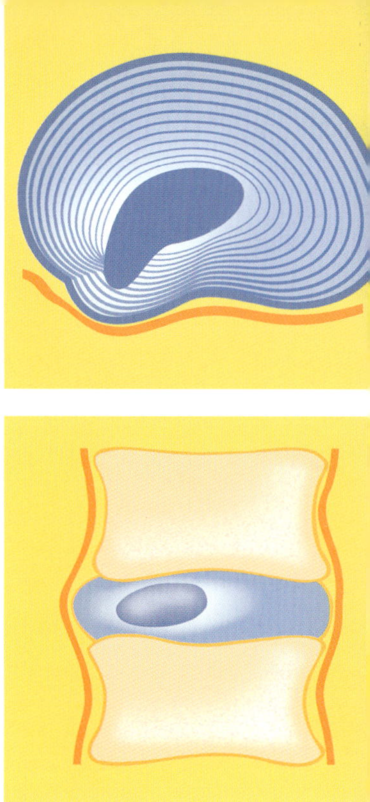

Bandscheibenvorwölbung

man auch zur Wirbelsäulenversteifung. Dabei werden mehrere Bandscheiben herausgenommen und die Wirbelgelenke mit Knochenspänen verstärkt. Oft fügt man noch Metallstäbe und Platten hinzu. Es dauert dann eine ganze Zeit, bis die Gelenke mit den verstärkenden Stoffen zusammenwachsen und die Wirbelsäule wieder stabil ist. Da hier die Beweglichkeit auf Dauer nicht mehr gewährleistet ist und die Gefahr besteht, dass sich die »eingepflanzten« Teile wieder lockern, was eine Nachoperation nach sich zieht, sollte ein solcher Eingriff gut überlegt sein.

Als »sanfte« Methode gilt die Katheterbehandlung, bei der ein Katheter in die Nähe des Rückenmarks bis zur schmerzenden Stelle vorgeschoben wird. Danach werden 48 Stunden Medikamente und eine Kochsalzlösung an die betroffene Bandscheibenstelle gegeben, damit die Bandscheibe schrumpft und sich Entzündungen zurückbilden. Bei dieser Methode gibt es allerdings immer wieder Meldungen von gefährlichen Infektionen im Spinalkanal.

Bei rund 75 bis 80 Prozent liegt die Erfolgsquote bei Operationen nach offiziellen Angaben, doch auch die Risiken

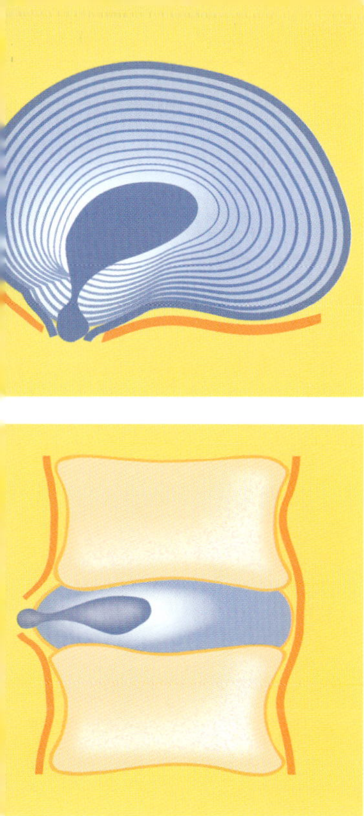

Bandscheibenvorfall

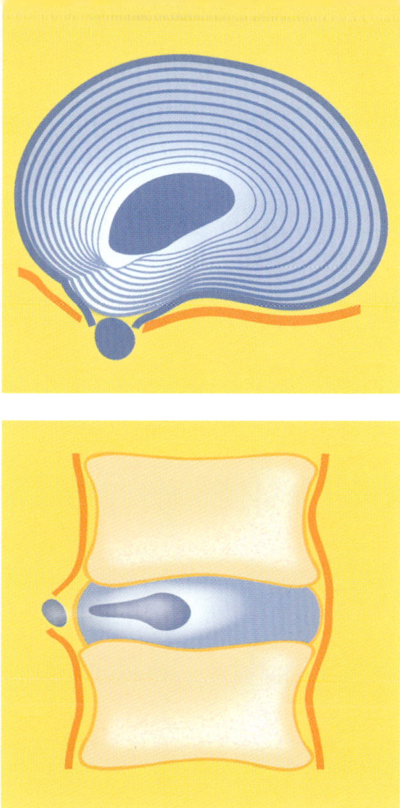

Bandscheibenvorfall mit freiem Gewebe (Sequester)

sind hoch. Bei rund einem Viertel der Operierten gehen die Schmerzen nicht zurück, werden teilweise sogar schlimmer. Die Narbenbildung im Operationsbereich kann ein Grund dafür sein. »Nachgeschobene« Operationen haben weit geringere Erfolgsquoten. Und: Wie auch der Fall unserer Patientin Veronika R. zeigt, Operationen schützen nicht vor weiteren Bandscheibenvorfällen. Bei etwa zehn Prozent der operierten Patienten treten neue Bandscheibenvorfälle und Bandscheibenvorwölbungen auf. Aus meinem Gefühl und meiner Erfahrung heraus, würde ich fast sagen, es sind noch mehr.

Trotz dieser Risiken wird meiner Meinung nach immer noch zu häufig zum Skalpell gegriffen. Es ist unbestritten, dass es Indikationen gibt, bei denen man mit einer Operation nicht zögern darf, doch die Erlebnisse in meiner Praxis haben mich gelehrt, dass Operationen häufig bereits dann als Alternative angeboten werden, wenn man mit schulmedizinischen Maßnahmen wie Medikamenten oder Massagen die Schmerzen nicht mehr in den Griff bekommt.

Ein großer Teil der Patienten, die zu uns kommt, »flüchtet« denn auch im Prinzip vor einer Operation, sucht eine

Alternative. Ich erinnere mich an einen Patienten, der erst vor kurzem aus Russland nach Deutschland gekommen war. Er sprach nur wenig Deutsch und arbeitete auf einer Baustelle. Seine Frau rief für ihn an und bestand auf einem ganz kurzfristigen Termin. Als ich dann mit dem 40-jährigen Mann sprach, wurde mir die Situation klar. Mein Patient war bereits in der nächsten Woche für einen Operationstermin vorgesehen, wollte diesen Eingriff aber unbedingt vermeiden, weil er Angst vor einer Querschnittslähmung hatte. Nach einer Durchsicht der Befunde und der Kernspintomographie-Bilder, die er mitgebracht hatte, wusste ich sicher, es lag zwar ein Bandscheibenvorfall vor, die Voraussetzungen für eine Notoperation waren hier jedoch nicht gegeben. Ich schlug ihm vor, es mit unserer Therapie zu versuchen und die Operation ein halbes Jahr zu verschieben.

Nach den zwölf Behandlungen hörte ich einige Wochen nichts mehr von ihm, allerdings meldete sich sein Orthopäde. Der Bandscheibenvorfall, berichtete der Kollege völlig überrascht, sei auf den Kernspintomographie-Aufnahmen kaum mehr zu erkennen, eine Operation nicht mehr nötig. Es sei kaum zu glauben, dass diese Verbesserung ohne eine Operation möglich gewesen sei.

Unsere Therapie zeigt besondere Erfolge vor einer Operation, weil das Gewebe mit der dazugehörigen Nervenstruktur und den feinen Blutgefäßen noch intakt ist. Ist die Operation schon erfolgt, sind die Aussichten, durch die Behandlung eine Besserung der Situation zu erreichen, nicht so hoch.

Trotzdem behandeln wir viele Patienten, die bereits eine oder mehrere Operationen hinter sich haben: Das liegt jedoch daran, dass hier meist neue Bandscheibenvorfälle vorliegen, denn wie wir bereits eben ausgeführt haben, schützen Operationen nicht davor, dass weitere Bandscheibenvorfälle auftreten. Da gerade solche Patienten neue Operationen scheuen, sind sie in der Regel sehr froh, in unserer Therapie eine Möglichkeit gefunden zu haben, ohne Eingriff eine Besserung ihrer Lage zu erreichen.

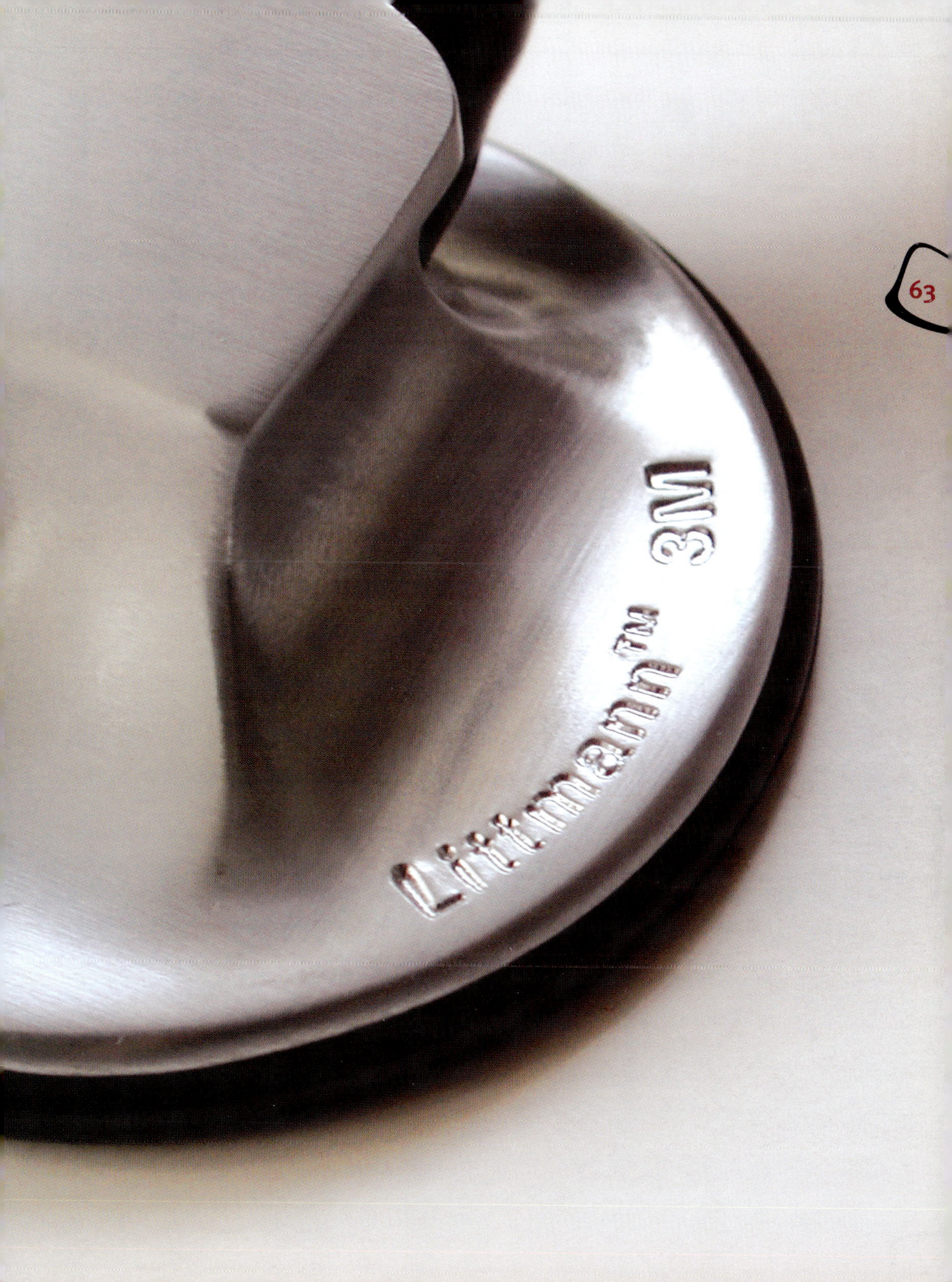
Littmann™ 3M

Migräne

Der unerträgliche Schmerz im Kopf

Der Fall Gisela L.

Noch heute kann man sich gut vorstellen, wie Gisela L. als junges Mädchen gewesen ist. Hübsch, lustig, frech, nicht um eine witzige Antwort verlegen und immer vor Ort, wenn etwas los war. Sie lebte damals in Pulsnitz, einem kleinen idyllischen Ort in Sachsen, der vor allem durch seine hervorragenden Pfefferkuchen bekannt ist. Gisela L. erinnert sich gerne an diese Zeit zurück. Eine Verabredung folgte der anderen, man ging tanzen, machte Ausflüge – und schließlich lernte sie in dieser Zeit auch ihren späteren Mann kennen. Doch wurden diese unbeschwerten Jahre überschattet von dem Anfang einer Krankheit, die sie die nächsten Jahrzehnte begleiten sollte: der Migräne.

»Ich weiß bis heute nicht, was eigentlich bei mir die Attacken auslöste, ob es bestimmte Nahrungsmittel waren, wie oft vermutet wird, zum Beispiel Alkohol oder Schokolade. Ich habe auch schon überlegt, ob ich besonders auf Lärm oder Licht reagiere, aber eigentlich habe ich in diesem Zusammenhang nie etwas feststellen können. Die Migräneanfälle kamen einfach, ich konnte nichts dagegen unternehmen. Und sie waren heftig. Der Schmerz trat meist auf der linken Seite des Kopfs auf und fühlte sich an wie ständige Hammerschläge. Mir wurde übel und ich musste mich erbrechen. Ich war bei einer solchen Attacke völlig durch den Wind und regelrecht krank. Da half es nur sich hinzulegen, möglichst in einem abgedunkelten Zimmer, und zu warten, bis der Anfall und die schrecklichen Schmerzen wieder vorbei waren.«

Für ein junges Mädchen wie Gisela L. waren diese ständig wiederkehrenden Migräneanfälle sehr belastend. Wenn die Freunde etwas unternahmen, lag sie oft zu Hause im Bett. Nur Schmerzmittel halfen ihr dann über die Krankheit hinweg.

Doch das Leben ging weiter. Sie machte eine Ausbildung zur Stenotypistin und arbeitete in der Verwaltung der damaligen Nationalen Volksarmee der DDR, wo auch ihr Freund als Hubschrauberpilot beschäftigt war. Die beiden heirateten früh wie die meisten Paare in Ostdeutschland, und bald kam der Nachwuchs. Mit 25 Jahren war Gisela L.

schon stolze Mutter von einem Jungen und einem Mädchen. Inzwischen lebte sie in Brandenburg, doch die Migräne blieb. Immer wieder suchten heftige Anfälle Gisela L. heim und plagten die eigentlich lebenslustige und optimistische Frau. »Das hat meine Lebensfreude schon sehr eingeschränkt«, erinnert sie sich heute. »Immer wieder konnte ich nicht arbeiten, musste mich hinlegen, war auch für meine Familie nicht ansprechbar.«

Doch es sollte noch schlimmer kommen. Mit 54 Jahren erlitt Gisela L. einen Bandscheibenvorfall an der Lendenwirbelsäule. »Mir ging es wirklich richtig schlecht, ich hatte massive Schmerzen und konnte überhaupt nicht sitzen.« Drei Ärzte rieten ihr dringend zu einer Operation, ihr Hausarzt, ihre Orthopädin und auch der Spezialist, der für die Computertomographie zuständig war. »Zuvor war alles versucht worden, von Spritzen bis zu Reizstrom, doch es hatte nichts gebracht.« Da erinnerte sich Gisela L. an eine Fernsehsendung, die sie gesehen hatte, noch bevor der Bandscheibenvorfall eingetreten war. Dort war Dr. Volker Desnizza, der die Kochsalz-Therapie entwickelt hat, aufgetreten und hatte sie schon damals beeindruckt. Bei ihm wollte sie sich behandeln lassen, um eine Operation zu vermeiden. »Nur durch die Einnahme heftiger Schmerzmittel gelang es mir, die lange Fahrt von Brandenburg zu der damaligen Praxis von Dr. Desnizza in Baden-Baden zu überstehen«, erzählt sie.

Doch der Besuch lohnte sich. Schon 14 Tage nach der Therapie ging es ihr wieder viel besser, und nachdem sie vorher drei Monate krankgeschrieben war, konnte sie ihrer Arbeit – inzwischen war sie bei der Bundeswehr eingestellt – nun sehr schnell wieder nachgehen.

An sich schon ein Riesenerfolg, über den sie sich sehr freute. »Doch das tollste kam noch«, erinnert sie sich. »Ich konnte es am Anfang kaum glauben. Doch mit den Rückenschmerzen verschwand auch meine Migräne – bis heute.« Die immer wiederkehrenden Attacken mit den heftigen Kopfschmerzen, begleitet von Übelkeit und Erbrechen, waren Vergangenheit. »Das war ein großes Geschenk für mich und ein enormer Gewinn für meine Lebensqualität.«

Migräne ist in der Tat ein Krankheitsbild, bei dem unsere Therapie gute Erfolgschancen hat, die Situation zu verbessern. Vor allem bei der cervikalen Migräne, an der Entzündungen der Halswirbelsäule schuld sind, lässt sich durch die Zufuhr von Natriumionen durch die Kochsalz-Injektionen viel erreichen. Durch die Aktivierung der Nerven und die daraus folgende bessere Durchblutung kommen die Selbstheilungskräfte des Körpers wieder zum Zuge.

Ein wichtiger Vorteil unserer Behandlungsmethode ist zudem, dass man auf die Migräne- und Schmerzmittel verzichten kann, die bei längerer Einnahme fatale Nebenwirkungen entfalten können, wie ich in den beiden nachfolgenden Kapiteln noch ausführen werde. Sie können – und das ist eine Besonderheit bei Migräne – dazu führen, dass die Schmerzen noch schlimmer werden. Es kommt zu nicht enden wollenden Migräneattacken. Man muss dann alle Medikamente absetzen und vier bis sechs Wochen ohne jede medikamentöse Unterstützung durchhalten, um diesen so genannten »medikamenteninduzierten« Kopfschmerz wieder loszuwerden. Das ist eine schlimme Tortur. Deshalb wird dringend davon abgeraten, Schmerzmittel, aber auch typische Migränemittel wie Triptane, über einen längeren Zeitraum in höherer Dosierung zu nehmen. Eine Gefahr, die vor allem bei der weit verbreiteten Selbstmedikation von Kopfschmerzen sehr hoch ist.

Gisela L. jedenfalls muss sich über solche Fragen keine Gedanken mehr machen. Sie kommt mit ihrem Mann regelmäßig zu Auffrischungsbehandlungen in meine Praxis nach Neustadt. Über größere Beschwerden klagt sie dabei selten, ihr geht es bei den vier Auffrischungsbehandlungen eher darum, die Situation stabil zu halten. Meist ist unsere Praxis, die ja in der Pfalz nur eine Stunde entfernt von der französischen Grenze liegt, lediglich Zwischenstation auf der Fahrt des Ehepaares in den Urlaub. Denn Reisen ist neben ihrem Garten das liebste Hobby der Brandenburgerin. In seinem Wohnwagen tourt das Ehepaar quer durch Europa. Erst kürzlich waren sie vier Wochen in Frankreich und haben dabei 3500 Kilometer hinter sich gebracht. »Das könnten wir nicht, wenn ich ständig mit Migräneattacken oder Rückenschmerzen zu kämpfen hätte«, genießt Gisela L. ihre Reisen. Heute kann sie sicher sein, dass sie ihren Urlaub ohne quälende Kopfschmerzen und Übelkeit verbringen kann und ohne die Furcht, tagelang in abgedunkelten Räumen zu liegen, obwohl sie viel lieber am Meer spazieren gehen würde.

Ein Schmerz wie ein Faustschlag

»Es ist ein Schmerz wie ein Faustschlag. Ein Dröhnen wie von einem Presslufthammer, Kanonenkugeln prasseln aus meinem Inneren gegen den knöchernen Schädel. Er scheint zu explodieren. Die Schmerzen fühlen sich an, als ob ein Keil in den Kopf getrieben wird, als ob das Gehirn in Stücke gerissen und aus dem Kopf gepresst wird.« So beschreiben Patienten ihre Migräneanfälle und geben Nicht-Betroffenen so ein plastisches Bild dieser Krankheit.

Migräne ist ein Leiden, unter dem fast 15 Prozent der Frauen und sieben Prozent der Männer in Deutschland leiden. Nach wie vor ist Migräne nicht heilbar, man kann sie jedoch behandeln. Typisch für Migräne ist, dass die Kopfschmerzen in Form einzelner, abgrenzbarer Attacken auftreten. Bei etwa einem Drittel der Patienten kündigen sich diese Attacken schon vorher

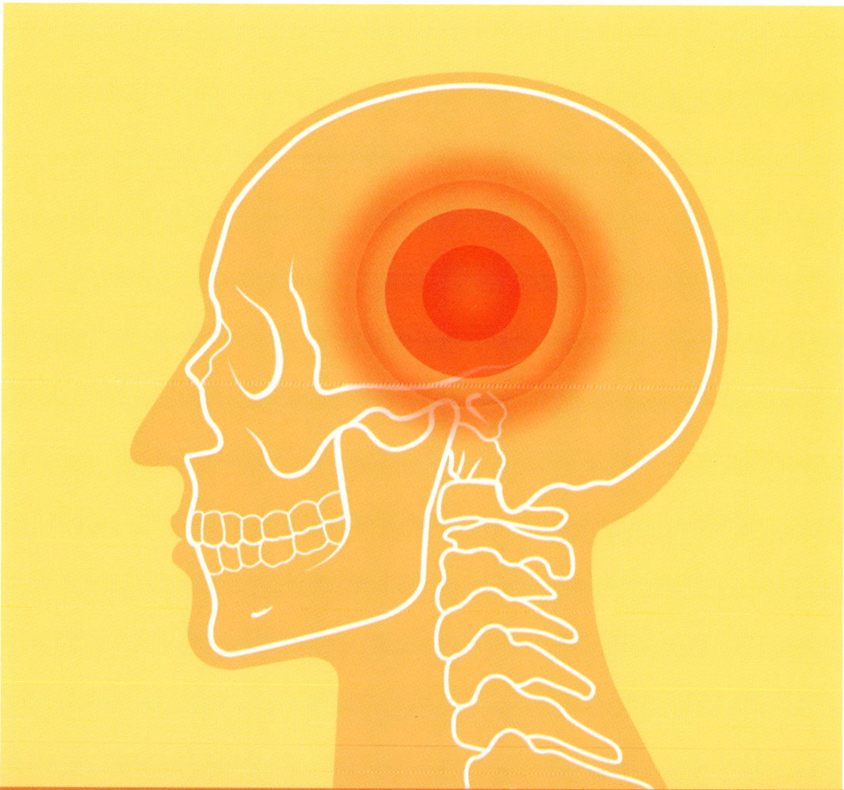

an – zum Beispiel durch eine erhöhte Reizbarkeit, durch Müdigkeit, Stimmungsschwankungen oder auch Heißhungerattacken. Bekannt ist auch die so genannte Aura, die ungefähr ein Zehntel der Patienten erleben. Sie tritt unmittelbar vor dem Kopfschmerz auf und umfasst eine ganze Reihe neurologischer Symptome. Meist handelt es sich dabei um visuelle Phänomene, die sich als Verschwommensehen, wachsende und wandernde Gesichtsfeldausfälle oder zackenartige Formationen am Rand des Gesichtsfelds zeigen und für etwa zehn bis 60 Minuten bestehen bleiben. Bei bis zu einem Drittel aller Aura-Patienten – immerhin sind das 20 000 bis 30 000 allein in Deutschland – treten sogar neurologische Ausfälle an den Händen, Armen und Beinen sowie einer Körperhälfte auf. Es kommt außerdem zu Sprachstörungen, die sich nur langsam wieder zurückbilden.

Dann kommt die eigentliche Kopfschmerzphase mit stechenden, pochenden oder pulsierenden Schmerzen, die in der Regel einseitig auftreten. Häufig wechselt die Seite der Kopfschmerzen von einem Migräneanfall zum nächsten oder sogar während einer Attacke. Der Schmerz geht meist von der Stirn aus und wird immer schlimmer. Diese Phase dauert oft mehrere Stunden, kann aber manchmal sogar Tage anhalten. Die Migräne wird von körperlichen Symptomen wie Appetitlosigkeit, Übelkeit und Erbrechen, aber auch Licht-, Lärm- und Geruchsempfindlichkeit begleitet. Deshalb ziehen sich die meisten Patienten in abgedunkelte Zimmer zurück, wollen mit niemandem sprechen und Kontakt halten und haben eigentlich nur das Bedürfnis zu schlafen. In der Rückbildungsphase nehmen die Symptome wieder ab, die Betroffenen fühlen sich müde und abgespannt. Bis zur vollständigen Erholung können zwölf bis 24 Stunden vergehen.

Die eben beschriebenen Symptome dienen auch dazu, die Migräne von anderen Kopfschmerzformen zu unterscheiden, denn die Ärzte kennen heute mehr als 165 unterschiedliche Kopfschmerzvarianten. So gib es den Spannungskopfschmerz, den Cluster-Kopfschmerz oder auch den Medikamentenkopfschmerz, der durch die Einnahme von Schmerzmitteln über längere Zeit ausgelöst wird. Eine Erscheinung, auf die wir später noch eingehen werden.

Immer noch wird Migräne zuweilen als eine typische Frauenkrankheit abgetan, die nicht wirklich ernst zu nehmen ist und viel mit Hysterie und Einbildung zu tun habe. Doch mit einer solchen Einschätzung liegt man völlig daneben. Man weiß zwar auch heute noch nicht eindeutig, woher die Migräne kommt, doch sie ist mit Sicherheit eine körperliche und keine psychische Krankheit. Das lässt sich auch durch bildliche Darstellungen belegen. Während der akuten Migräneattacken ist mit Hilfe einer Positronenemissions-Tomographie (PET) im Hirnstamm ein verstärkt durchblutetes Areal zu erkennen, das als Migränegenerator bezeichnet wird. Die Veranlagung zu Migräne ist vermutlich, wie so viele andere Krankheiten auch, erblich. Es gibt jedoch eine ganze Reihe Faktoren, die Migräneattacken auslösen. Diese Faktoren bezeichnet man als Triggerfaktoren.

Ein solcher auslösender Faktor ist ungefähr bei jeder zehnten betroffenen Frau die Monatsblutung. In solchen Fällen gehen die Attacken in der Schwangerschaft oder auch bei älteren Frauen zurück. Nahrungsmittel hat man ebenfalls als Gefahrenquelle ausgemacht. Auf der »schwarzen« Liste stehen dabei alkoholische Getränke wie Rotwein, Käsesorten, Geschmacksverstärker wie Glutamat oder auch Schokolade. Doch die Aufzählung möglicher Risiken ist damit noch lange nicht zu Ende: Das Wetter kann schuld sein oder Lärm und flackerndes Licht. Stress ist natürlich auch nicht gerade förderlich, selbst wenn die Attacken hier meistens erst dann eintreten, wenn die Stressphase vorbei und Entspannung eingetreten ist. Doch selbst wenn man all diesen Faktoren tatsächlich »entkommen« kann: Manchmal schlägt die Migräne auch einfach aus heiterem Himmel zu, ohne jeden auslösenden Grund.

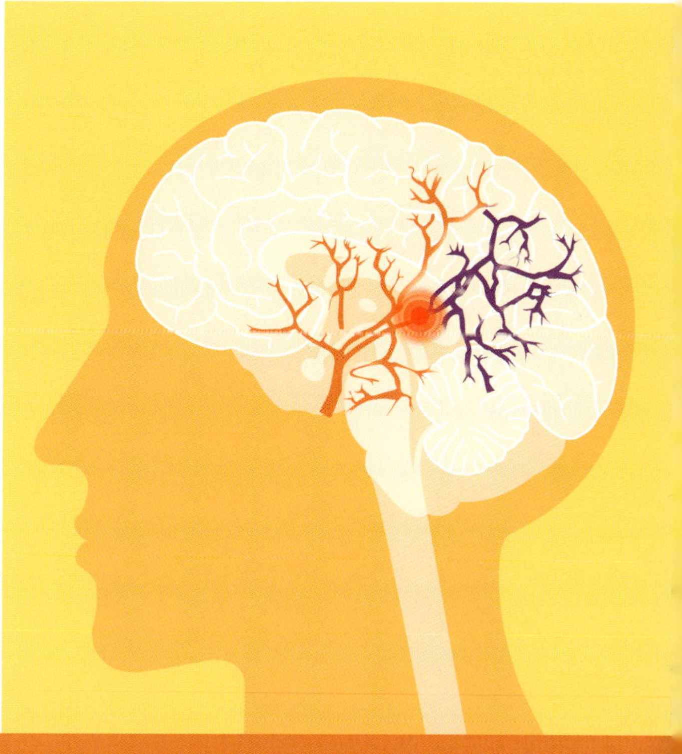

Trotzdem sollte natürlich jeder versuchen, die persönlichen Auslöser für Migräneanfälle herauszufinden. Dies ist auch eine der Regeln, die die Migräneliga den Patienten ans Herz legt. Außerdem wird dringend geraten, jedes Zuviel an Fett, Süßigkeiten, Zitrusfrüchten, an Kaffee, Alkohol und Nikotin zu vermeiden. Ebenso sollte man sich vor übermäßigem Lärm sowie einer starken Licht- oder Sonneneinwirkung schützen. Regelmäßige Entspannung ist angesagt und sportliche Aktivitäten sowie ein Hobby als Ausgleich. Starke Gemütsregungen sind ebenso »Gift« für Migränepatienten wie psychologische Belastungen und zu hohe Ansprüche und Erwartungen an sich selbst.

Die Ursache für die schlimmen Migräneattacken wird auf Gleichgewichtsstörungen im Hirn zurückgeführt. Der Hirnstamm der Betroffenen ist übersensibel und kann viele Reize nicht verarbeiten. Licht, Geruch, Lärm, aber auch extreme Gefühle und Gedanken überfordern den Hirnstamm. Durch diese Reizüberflutung »springt« der eben beschriebene »Migränegenerator« im Hirnstamm an. Die Gefäßwände entzünden sich, sie quillen auf und verdicken sich. Dadurch nimmt der Blutfluss in diesen Arterien zuerst einmal ab. Dies könnte zum Beispiel die Ausfallerscheinungen bei den Aura-Patienten erklären.

Hat sich die Entzündung jedoch ausgebreitet, dann erweitert sich die Arterie, die Schmerzempfindlichkeit wird stark erhöht und jeder Pulsschlag fühlt sich wie einer der eben beschriebenen Presslufthammerschläge an – die Migräneattacke hat begonnen.

Um die Erfolgsaussichten der Kochsalz-Therapie bei einem Migränepatienten besser einschätzen zu können, unterscheiden wir in unserer Praxis zwischen einer hormonellen Migräne, bei der die Menstruation der auslösende Faktor ist, und der cervikalen Migräne, die nach unserem Verständnis Folge der Entzündungen der Nerven an der Halswirbelsäule ist. Während bei der hormonellen Migräne unsere Therapie nicht eingesetzt werden kann, erzielen wir bei der cervikalen Migräne gute Erfolge, wobei es sehr häufig auch Mischformen zwischen diesen beiden Varianten der Migräne gibt. Die Behandlungsmöglichkeiten der Migräne sind das Thema des nächsten Kapitels.

Hilfe bei Migräne

Welche Therapie hilft bei Migräne? Eine wirklich optimale Lösung für die lähmende Pein im Kopf ist bisher noch nicht gefunden worden. So bedienen sich viele Kopfschmerzpatienten in der Apotheke, ohne je einen Arzt aufzusuchen. Eine Vorgehensweise, die nicht ganz ungefährlich ist, denn Schmerztabletten können bei längerer Einnahme nicht nur zu einer Abhängigkeit und zu Schäden an verschiedenen Organen wie Nieren und Leber führen, sie können den Kopfschmerz sogar noch forcieren. Grundsätzlich raten Experten deshalb dringend, Tabletten nicht länger als drei Tage hintereinander und an nicht mehr als zehn Tagen pro Monat zu nehmen.

Doch ohnehin bleiben einfache Schmerzmittel wie Acetylsalicylsäure (ASS), Ibuprofen oder Paracetamol oft ohne Wirkung. Der Grund: Während eines Migräneanfalls arbeiten Magen und Darm nur auf Sparflamme. Der Körper nimmt das Präparat also nicht richtig auf. Deshalb muss man zusätzlich Arzneimittel nehmen, die die Magen- und Darmfunktion anregen und die Dosis darf nicht zu klein sein: Die Deutsche Migräne- und Kopfschmerzgesellschaft empfiehlt Erwachsenen 1000 mg Paracetamol oder ASS und 400 bis 600 mg Ibuprofen.

Reichen diese Mittel nicht, kommen entweder Ergotamin-Präparate zum Einsatz oder Triptane. Erstere fallen unter die Gruppe der Mutterkornalkaloide und haben heftige Nebenwirkungen, wie zum Beispiel Erbrechen. Relativ neu sind die so genannten Triptane, die eigentlich keine generellen Schmerzmittel sind, sondern nur bei Kopfschmerzen wirken. Sie verengen jedoch die Adern, und so dürfen Patienten mit hohem Blutdruck, mit Schlaganfall oder Herzinfarkt diese Medikamente nicht einnehmen. Triptane und Ergotamine haben auch keinen Einfluss auf die Aura. Da es in dieser Phase der Migräne auch zu einer Minderdurchblutung des Gehirns kommen kann, sollte man deshalb unbedingt vermeiden, sie während der Aura zu nehmen, da sie die Blutzufuhr noch weiter abbauen.

Zur Prophylaxe, also zur Vorbeugung, werden ebenfalls Medikamente angeboten. Dazu zählen die Betablocker Metoprolol und Propanolol und der Kalziumantagonist Flunarizin. Doch auch diese Mittel haben so ihre Tücken: Beta-Blocker werden von vielen Patienten abgelehnt, weil sie mit einem Libidoverlust verbunden sein können. Ansonsten sind sie zum Beispiel bei Herzschwäche oder Asthma kontraindiziert. Mögliche Nebenwirkungen sind Juckreiz, Ausschlag, Schwäche, Müdigkeit aber auch Kreislaufbeschwerden. Flunarizin kann beispielsweise Neigungen zur Depression verstärken und in seltenen Fällen zu Schlaflosigkeit und Angstzuständen führen oder auch zu Bewegungsstörungen.

Doch zurück zur Selbstmedikation: Sie birgt neben dem oben genannten Problem auch noch die Gefahr, dass Medikamente unterdosiert oder zum falschen Zeitpunkt eingenommen werden. So dürfen Migränemedikamente wie Triptane nicht zu früh angewandt werden, wenn sie ihre Wirksamkeit entfalten sollen. Bei Acetylsalicylsäure (Aspirin) wird oft nicht ausreichend getrunken. Es sollte ein Viertelliter Flüssigkeit zusätzlich aufgenommen werden.

Das größte Problem ist jedoch, wie bereits anfangs erwähnt, dass Migräne- und Schmerzmittel die Kopfschmerzen noch steigern können. Patienten, die ständig und häufig Schmerzmittel sowie auch Mutterkornalkaloide und Triptane nehmen, leiden mit der Zeit unter immer häufigeren und längeren Anfällen. Die Anfälle können dann jeden zweiten oder sogar jeden Tag auftreten. Zum typischen Migränekopfschmerz kommen dann dumpfdrückende beidseitige Schmerzen hinzu, die man »medikamenteninduzierte« Kopfschmerzen nennt. Hat man sich solche Schmerzen eingehandelt, dann hilft nur noch eins: Man muss wie ein Drogenabhängiger auf »Entzug« – mit professioneller Hilfe. Und das ist kein leichtes Unterfangen, denn bis die Abhängigkeit vorbei ist, muss man auf Schmerzmittel verzichten und kann sie anschließend nur noch sehr eingeschränkt nehmen.

Es ist unbestritten, dass Medikamente bei der Bekämpfung von Migräne eine wichtige Rolle spielen. Vor allem in der akuten Phase sind sie unverzichtbar, um den Patienten über die Migräneattacke hinwegzuhelfen. Ich habe jedoch auch versucht aufzuzeigen, dass der Einsatz von Medikamenten allein keine Lösung sein kann. Die Gefahr der Schädigung von Leber und Nieren sowie die Entstehung einer Abhängigkeit ist wirklich groß, denn in dem Moment der Schmerzen tritt alles hinter diesem Problem zurück und die Medikamente, die eine Reduzierung der Schmerzen versprechen, werden natürlich besorgt und eingenommen, ohne Rücksicht auf die Folgen.

Ich erinnere mich an eine Patientin, für die ihre Migräne wirklich zu einer existenzbedrohenden Belastung wurde. Aufgrund der ständigen Einnahme der Medikamente wurden die Attacken immer heftiger und folgten am Schluss alle zwei Tage aufeinander Da sie nach jedem Anfall müde und zerschlagen war, reichten die Intervalle zwischen den Migräneanfällen nicht mehr, sich zu erholen. So lag sie fast ständig im Bett. Da sie wusste, dass sie unter allen Umständen von den starken Medikamenten wegkommen musste, versuchte sie es mit anderen Methoden: Sie stellte die Ernährung um und setzte auf einen Klimawechsel. Doch nichts half. Auch ihre Familie wurde zunehmend durch die Situation belastet. Die Frau, die früher problemlos einen Haushalt mit Mann und zwei Kindern managte, hatte jetzt schon Angst, alleine einkaufen zu gehen. Die Kinder erlebten sie nur noch in Angst und voll Schmerzen. Tagelang verschanzte sie sich in ihrem abgedunkelten Schlafzimmer, in dem sie möglichst nicht gestört werden wollte.

Als die Patientin auf die Empfehlung einer Freundin zu uns kam, war sie sehr verzweifelt und glaubte eigentlich nicht mehr daran, dass ihr noch zu helfen sei. Nach einer gründlichen Untersuchung war ich jedoch der Überzeugung, dass es sich bei ihr um eine cervikale Migräne handelte, das heißt um eine Migräne, die von den Nerven an den Nackenwirbeln ausgeht. Diese geben nicht mehr genügend Elektrizität ab, weil die Nerven in entzündeten Bereichen liegen. Die Verspannungen, die dadurch entstehen, fördern die Migräne oder auch einen Spannungskopfschmerz. Durch unsere Kochsalz-Injektionen werden die Nerven im Nacken jedoch wieder aktiviert und die Gefäße erneut durchblutet. Meist klingen die Schmerzen relativ schnell ab. So auch bei dieser Patientin, die ihr Glück gar nicht fassen konnte, wieder ein normales Leben ohne Angst und ohne Schmerz führen zu können. Bei einer hormonell verursachten Migräne, das heißt einer Migräne, die durch die Menstruation verursacht wird, bin ich etwas zurückhaltend, was den Erfolg unserer Therapie angeht. Sehr häufig ist die Unterscheidung jedoch sehr schwierig, da sich oft zu einer hormonellen zusätzlich auch eine cervikale Migräne ausbildet. In solchen Fällen erkläre ich meinen Patientinnen die Situation und sie müssen letztendlich selber entscheiden, ob sie einen Versuch mit unserer Therapie wagen möchten.

Mit Rückenschmerzen, Bandscheibenleiden und Migräne haben wir nun drei wichtige Krankheitsbilder dargestellt, die wir in unserer Praxis behandeln. Die nächsten Kapitel drehen sich um Rheuma, den zweiten wichtigen Bereich, den wir neben Leiden rund um die Wirbelsäule therapieren.

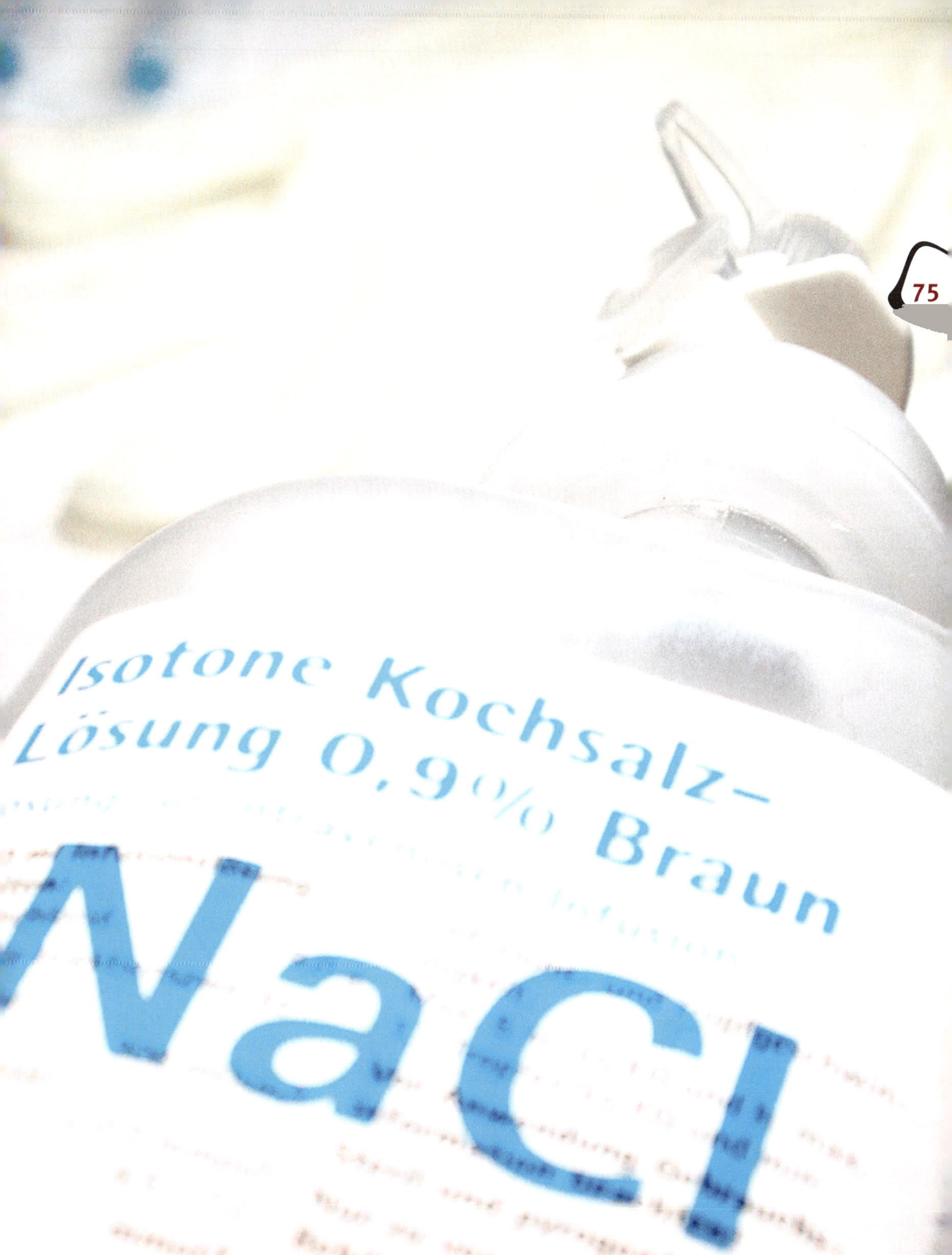
Isotone Kochsalz-
Lösung 0,9% Braun
NaCl

Wenn die Gelenke ihren Dienst versagen

Der Fall Dieter H.

Dieter H. war knapp 35 Jahre alt, als sich die Symptome das erste Mal beim ihm zeigten – auf eine eher ungewohnte Weise. An Ellenbogen und Rücken, aber vor allem am Kopf traten Hautausschläge auf. Die Hautärzte diagnostizierten eine so genannte Psoriasis vulgaris, eine Krankheit, die Experten auch als »Rheuma der Haut« bezeichnen. Doch bei der Heilung der lästigen Ausschläge konnten sie dem Diplom-Ingenieur aus dem badischen Weinheim nicht weiterhelfen. Die verschriebenen Medikamente brachten keine Besserung. So suchte Dieter H. nach einer alternativen Behandlung und fand sie bei einem Heilpraktiker in Ludwigshafen. Nach einem halben Jahr waren die Hauterscheinungen verschwunden.

Acht Jahre lang ging es ihm gut und er hatte die Probleme fast vergessen, als die Krankheit wieder zuschlug. Neben der Psoriasis vulgaris trat zudem noch eine Psoriasis arthropatica auf, eine Rheumaform, die sich vor allem durch Schmerzen und Entzündungen an den Gelenken äußert. »Das Erschreckende aber war, wie schnell sich diese Krankheit ausbreitete«, erinnert sich Dieter H. heute. »Innerhalb von Wochen wurde mein Rücken steif, ich konnte mich nur noch unter großen Schmerzen bewegen.« Die Ärzte, die der Ingenieur aufsuchte, hatten damals noch wenig Erfahrung mit diesem Krankheitsbild. Gegen die Einnahme von Rheumamitteln wehrte sich der Patient jedoch. »Ich hatte Angst vor den enormen Nebenwirkungen. Noch heute lehne ich diese Form der schulmedizinischen Behandlung strikt ab. Es kann nicht richtig sein, eine Krankheit mit Zellgiften zu behandeln. Wenn schon die Gelenke krank sind, dann kann es doch nicht angehen, dass durch eine Therapie auch noch gesunde Organe wie Leber und Nieren angegriffen werden.«

So versuchte Dieter H., das Rheuma auf andere Weise in den Griff zu bekommen. Als sehr hilfreich erwies es sich, die Ernährung umzustellen und auf tierische Lebensmittel zu verzichten, wie beispielsweise Wurst. »Ich aß vor allem vegetarisch und dazu etwas

Fisch, außerdem trank ich viele Kräutertees.« So gelang es ihm, dass sich die gesundheitlichen Probleme wenigstens nicht mehr verschlimmerten. Doch nach zwei Jahren kam ein neuer Schub der Krankheit, inzwischen waren fast alle Gelenke und auch der Rücken vom Rheuma befallen. Es wurde für den Ingenieur immer schwieriger, seinem Beruf nachzugehen. Zu einem zunehmend größeren Problem entwickelten sich vor allem seine regelmäßigen Dienstreisen nach Japan, wo er ein Joint Venture, eine Kooperation seines Unternehmens mit einer japanischen Gesellschaft betreute.

In dieser schwierigen Situation las er über die neurotopische Diagnostik und Therapie, die Rheuma mithilfe von Kochsalz-Injektionen bekämpft. »Sofort machte ich einen Termin, damals noch bei Dr. Volker Desnizza in Baden-Baden, der diese Therapie entwickelt hat.« Noch heute denkt er mit gemischten Gefühlen an die ersten Behandlungen zurück. »Ich reagierte sehr heftig auf die Injektionen, durch meinen ganzen Körper liefen Hitzewellen und auch die Schmerzen wurden zu Anfang der Therapie schlimmer.« Doch schon nach wenigen Wochen setzte eine schlagartige Besserung ein. Die Einengung des Brustkorbs ließ nach, die Schulter- und die Halspartie konnte wieder viel besser bewegt werden und die Schmerzen im Rücken, in den Armen und Beinen waren verschwunden. Die Hautausschläge gingen auch sehr stark zurück. »Das war vor allem mit Blick auf meine Arbeit in Japan sehr wichtig«, erzählt er. »Denn in diesem asiatischen Land zählt es zum guten Ton, gemeinsam mit Geschäftsfreunden japanische Bäder zu besuchen. Wenn man dies ständig ablehnen muss, kann das zu großen Schwierigkeiten führen. Doch durch meine Behandlung in Baden-Baden heilten diese Auschläge, die durch die Psoriasis vulgaris verursacht wurden, ab, und ich hatte keine Probleme, dieser japanischen Tradition nachzukommen.« Neben den rheumatischen Schmerzen bekam Dieter H. auch ein weiteres Problem durch die Behandlung in den Griff. »Kurz vor der Therapie hatte ich große Darmprobleme und dachte schon, ich hätte mir durch den Verzehr von rohem Fisch in Japan eine heftige Magenverstimmung zugezogen. Eine Darmsanierung, der ich mich unterzog, war leider erfolglos gewesen. Doch nach der Kochsalz-Injektionstherapie ging es mir wesentlich besser, ich vertrug wieder mehr verschiedene Lebensmittel und die heftigen Durchfallerkrankungen, unter de-

nen ich vorher gelitten hatte, waren Vergangenheit.«

Ich lernte Dieter H. bei seinem ersten Besuch in Baden-Baden kennen und freute mich sehr über den Erfolg der Behandlung. Schon damals diskutierten wir immer wieder über die Auswirkungen unserer Therapie auf Rheumaerkrankungen. Unsere Kochsalz-Therapie kann Rheuma nicht heilen, aber sie kann eine körpereigene Heilung mit Blick auf die schmerzauslösenden Entzündungen anstoßen. Da Dieter H. während des Verlaufs seiner Krankheit immer darauf geachtet hatte, sein Immunsystem zu stabilisieren und auf schwere Schmerzmittel mit hohen Nebenwirkungen verzichtet hatte, reagierte sein Körper auch sehr schnell auf die Behandlung.

Allerdings hält die Wirkung unserer Behandlungsmethode bei Rheuma nicht unbedingt so lange an wie bei Bandscheibenleiden. Unsere Rheumapatienten kommen deshalb meist in regelmäßigen Abständen zu uns und nehmen immer wieder einige Therapiesitzungen in Anspruch.

So auch Dieter H.: Drei Jahre nachdem die Grundbehandlung in Baden-Baden eine signifikante Verbesserung der Situation bewirkt hatte, suchte er auch meine damals neu eröffnete Praxis in Neustadt an der Weinstraße auf und kommt seitdem jedes Jahr für einige Sitzungen zu uns.

Bis heute reagiert sein Körper stark auf die Kochsalz-Injektionen. »Ich merke jedesmal richtig heftig, wenn die vermehrte Durchblutung duch die Kochsalz-Spritzen beginnt, die Entzündungen im Körper zu bekämpfen.« Doch da er weiß, dass dies sozusagen der »Preis« dafür ist, dass die Schmerzen wieder abnehmen und sich die Beweglichkeit verbessert, kann er gut damit leben.

»Die Kochsalz-Therapie hat mir geholfen, diese Krankheit zu beherrschen. Ich kann noch laufen, sitze nicht im Rollstuhl und kann sogar noch meiner Arbeit nachgehen«, zieht er eine Bilanz seiner langjährigen Behandlung. Natürlich müsse man Einschränkungen hinnehmen – so konnte er seinen Plan, sich in Japan niederzulassen, wegen seiner Krankheit nicht verwirklichen. Auch lange Wege kann er nicht bewältigen und das Bücken fällt ihm schwer. »Aber zu Beginn meiner Erkrankung waren die Prognosen sehr viel schlechter.«

»Manchmal bedauere ich, dass ich die Kochsalz-Therapie erst relativ spät kennengelernt habe, nachdem sich das Rheuma schon einige Jahre in meinen

Körper ausgebreitet hatte. Ich bin überzeugt, dass meine heutige Situation noch besser wäre, wenn ich die Behandlung früher begonnen hätte. Diese Therapie ist ganz klar meine erste Wahl und sollte auch generell eine Therapie der ersten Wahl sein.«

Dieter H. ist trotz seiner schweren Krankheit immer optimistisch und interessiert sich nicht nur für neue Entwicklungen in seinem Beruf, sondern auch in der Medizin. Immer wieder »testet« er auch neue Möglichkeiten, gegen das Rheuma anzugehen, vor allem bei der Ernährung. Seit einiger Zeit setzt er auf Fettsäuren als Nahrungsergänzung. »Das unterstützt noch die durchblutungsfördernde Wirkung der Kochsalz-Spritzen«, berichtete er kürzlich.

Viele meiner Patienten zeichnen sich wie Dieter H. dadurch aus, dass sie aktiv und mit viel Engagement an dem Erfolg unserer Therapie mitarbeiten. Oftmals sind sie schon seit Jahren mit der Behandlungsmethode vertraut und wissen sehr genau, wann und wie sie wirkt. Ich tausche mich sehr gerne mit ihnen aus, um auch meinen Wissensstand immer weiter zu verbessern. Denn nur durch ständigen Kontakt mit meinen Patienten lässt sich die Kochsalz-Therapie stetig weiter optimieren.

Was ist Rheuma?

Im Volksmund steht Rheuma für sämtliche Schmerzen in Knochen und Gelenken. Der Begriff kommt aus dem Griechischen und bedeutet »ziehender, reißender Schmerz«. In der Medizin werden mit Rheuma jedoch nur Entzündungskrankheiten des Bewegegungsapparates bezeichnet, also alle Krankheiten an Gelenken, Gelenkkapseln, Knochen, Muskulatur oder Sehnen, die durch Entzündungen und nicht durch eine Verletzung oder einen Tumor hervorgerufen werden.

Rheuma ist damit keine Diagnose im engeren Sinne und auch keine einheitliche Krankheit. Unter dem Begriff »Rheuma« werden ungefähr 400 Krankheitsbilder zusammengefasst, die sich zum Teil ähneln, die aber auch völlig unterschiedlich sein können – in ihrer Ursache, der Art der Symptome, aber auch in ihrem Verlauf, in ihrer Behandlung und ihren Folgen. Und auch wenn bei Rheuma vor allem der Bewegungsapparat betroffen ist, können fast alle Organe im Körper bei einer entzündlich-rheumatischen Erkrankung in Mitleidenschaft gezogen sein. Der Grund: Rheuma ist eine Erkrankung von Bindegewebsstrukturen und Bindegewebe ist praktisch überall im Körper vorhanden.

Und Rheuma ist auch nicht, wie viele meinen, in erster Linie ein Leiden von älteren Menschen. In Deutschland leiden 20 Millionen Männer und Frauen an rheumatischen Krankheitsbildern, auch Kinder, Jugendliche und sogar Babys. Gerade für junge Menschen kann Rheuma eine schwere Bürde bedeuten, denn oft wird das Problem hier zu spät erkannt, unterschätzt und nicht von Anfang an ausreichend behandelt. Jährlich sind 1000 Kinder von diesem so genannten juvenilen Rheuma betroffen.

Die konkreten Ursachen von Rheuma sind nach wie vor nicht bekannt. Sie gilt als Autoimmunkrankheit, ein etwas komplizierter Begriff, den ich im Folgenden kurz erklären werde: Auch wenn unser Organismus nicht in Gefahr ist, patrouillieren in unserem Blut ständig geringe Mengen bestimmter Antikörper. Sehen diese Antikörper nun Teile des eigenen Organismus als fremd an, führt dies aufgrund ihres Irrtums zum Angriff auf gesunde körpereigene Zellen. Man spricht von einer Autoimmunerkrankung, der Körper bekämpft sich selbst. Als Folge treten heftige Abwehrreaktionen in Form von Entzündungen und Fieber auf. Betroffene Gewebe sind in ihrer Funktion stark beeinträchtigt. Neben Rheuma sind beispielsweise die Basedow'sche Krankheit, Diabetes Typ I und die Multiple Sklerose Autoimmunerkrankungen. Durch Bluttests kann der Arzt klären, ob allgemeine Anzeichen einer chronischen Entzündungsreaktion vorhanden sind. Als solches Anzeichen gilt zum Beispiel ein erhöhter Wert der Blutsenkungsgeschwindigkeit (BSG), darunter versteht man die Geschwindigkeit, mit der die Blutzellen in einem Röhrchen absinken. Je schneller die Blutsenkung vor sich geht, um so wahrscheinlicher ist, dass ein entzündlicher Prozess vorhanden ist.

Die häufigste rheumatische Erkrankung ist die rheumatoide Arthritis (Arthritis = Gelenkentzündung), die früher als primäre chronische Polyarthritis bezeichnet wurde, eine nicht heilbare, chronische Form der Gelenkentzündung, unter der ein Prozent der Gesamtbevölkerung leidet. Frauen erkranken an diesem Leiden dreimal häufiger als Männer. Kennzeichnend ist ein oft beidseitiger Befall vor allem der Finger-, Hand- und Kniegelenke. Die Erkrankung kann bis zur Zerstörung der Gelenke und damit zur Bewegungsunfähigkeit der Patienten führen. Bei etwa 35 Prozent der Erkrankten kommt es jedoch nur zu geringen Einschränkungen.

Die rheumatoide Arthritis beginnt oft sehr langsam und schleichend, was häufig dazu führt, dass zu Beginn nicht die richtige Diagnose gestellt wird. Am Anfang ist sie oftmals durch ein allgemeines Krankheitsgefühl gekennzeichnet mit Müdigkeit, Appetitlosigkeit, Gewichtsverlust, Kraftlosigkeit oder auch durch leichtes Fieber. Im Frühstadium kommen dann Schmerzen in verschiedenen Gelenken, zum Beispiel in den Fingern und Zehen hinzu. Dann folgen Gelenkschwellungen mit den typischen Zeichen der Überwärmung. Besonders am Morgen sind die Gelenke oft steif. Typisch für die rheumatoide Arthritis ist, dass die Beschwerden immer symmetrisch (rechts und links gleichzeitig) auftreten, auch wenn die betroffenen Gelenke wechseln können. Folgen der Arthritis sind die Zerstörung des Knorpelbelages und durch die begleitende Gelenkhautentzündung (Synovitis) oft eine Arthrose. Die Verschleißung des Hüftgelenks nennt man Coxarthrose.

An zweiter Stelle kommt Morbus Bechterew, auch Spondylitis ankylosans genannt, von der Männer aller-

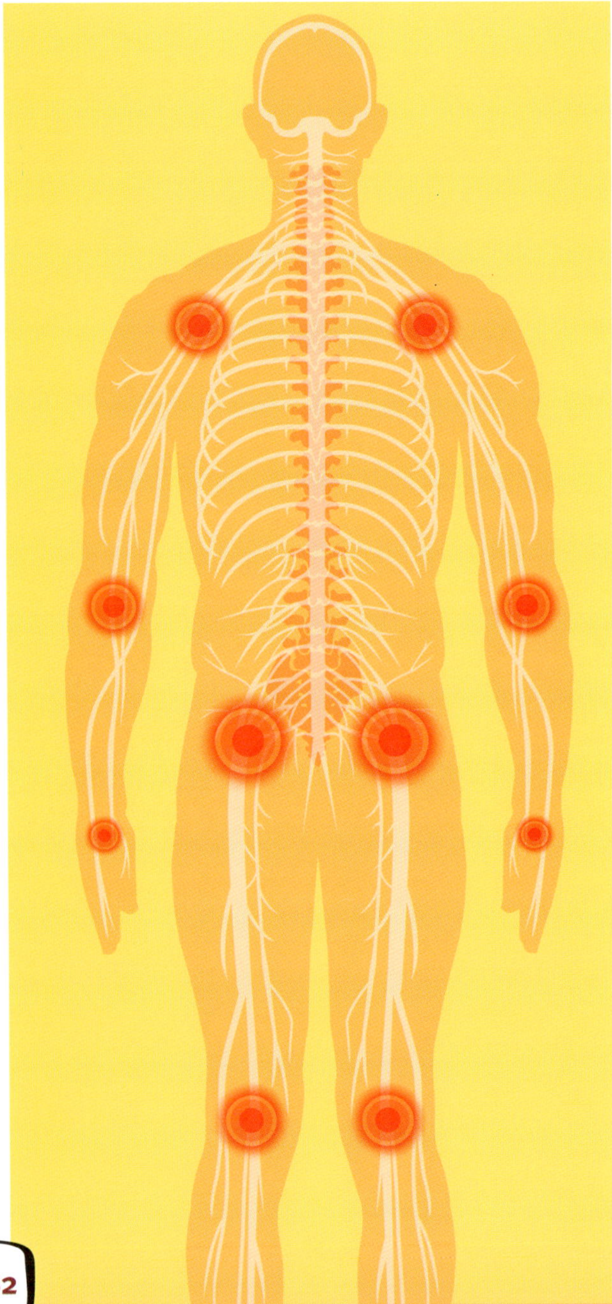

dings häufiger betroffen sind als Frauen. Morbus Bechterew – die Krankheit ist nach dem russischen Neurologen und Psychiater Wladimir von Bechterew (1857–1927) benannt – gehört zu den entzündlichen Wirbelsäulenerkrankungen und kann zu einer völligen Versteifung der Wirbelsäule führen. Meistens beginnt die Krankheit mit heftigen Rückenschmerzen, die sich anfangs meist als tief sitzende Kreuzschmerzen äußern. Sie sind vor allem nachts oder in Ruhepositionen besonders schlimm und bessern sich, wenn man sich bewegt. Besonders typisch ist ein Schmerzmaximum in den frühen Morgenstunden, das zu Störungen des Nachtschlafs und zu einem vorzeitigen Aufwachen führt. Morgens sind die Betroffenen dann oft sehr steif, bis weit in den Tag hinein. Im Verlauf der Erkrankung kommt es zu einer fortschreitenden knöchernen Spangenbildung zwischen den Wirbelkörpern und einer Verknöcherung der kleinen Wirbelgelenke. Die Wirbelsäule wird immer unbeweglicher. Charakteristisch ist eine zunehmende Verkrümmung der Brustwirbelsäule nach vorne und eine Überstreckung der Halswirbelsäule.

Eng verwandt mit Morbus Bechterew ist die Arthritis psoriatica oder Psoriasis Arthropathie. Eigentlich ist die Psoriasis, besser bekannt als Schuppenflechte, eine Hautkrankheit, die vor allem Ellenbogen, Knie und die behaarte Kopfhaut befällt. Doch bei ungefähr fünf bis sieben Prozent aller Psoriasiserkrankungen werden nach den ersten Hauterscheinungen auch die Gelenke in Mitleidenschaft gezogen. Vor allem die Gelenke der Hände und der Füße verursachen Schmerzen, die ähnlich wie bei den anfangs besprochenen rheumatischen Krankheitsbildern vor allem in Ruhesituationen und in der Nacht auftreten. Typisch für die Psoriasis-Arthritis ist eine Beteiligung der Finger- und Zehenendgelenke an der Krankheit. Dies ist auch ein Unterscheidungsmerkmal zur rheumatoiden Arthritis. Dort sind diese Gelenke normalerweise nicht betroffen. Ebenfalls sehr häufig ist der so genannte Strahlbefall, bei dem alle Gelenke eines Fingers oder eines Zehs betroffen sind. Durch diese Schwellungen vor allem am Mittelfinger entsteht ein Erscheinungsbild, das nicht sehr charmant »Wurstfinger« genannt wird.

Eine sehr häufige rheumatische Erkrankung ist auch die Fibromyalgie, oft auch als Weichteilrheuma bezeichnet. Symptome sind hier besonders starke Schmerzen in Muskeln und Sehnenansätzen. Neben diesen Schmerzen gibt es jedoch noch eine ganze Reihe weiterer Punkte, die auf diese sehr schwierig zu diagnostizierende Krankheit hinweisen, zum Beispiel Schlafstörungen, Erschöpfungszustände, aber auch kalte Hände, ein verstärktes Schwitzen oder ein trockener Mund. Ein Beklemmungsgefühl im Hals oder Atembeschwerden treten ebenfalls auf.

Rheuma ist also ein Sammelbegriff für viele verschiedene Krankheiten, die allerdings eines gemeinsam haben: Sie sind auf entzündliche Prozesse zurückzuführen und so ist Rheuma ein Bereich, in dem unsere Kochsalz-Therapie erfolgreich einzusetzen ist. Mit der Behandlung von Rheuma befasst sich unser nächstes Kapitel.

Wie wird Rheuma behandelt?

Da Rheumaerkrankungen sehr unterschiedliche Krankheitsbilder zeigen und auch sehr verschieden verlaufen, gibt es auch bei der Therapie nicht den einen richtigen Weg, sondern ein ganzes Bündel von unterschiedlichen Maßnahmen. Rheuma in all seinen verschiedenen Facetten lässt sich als Autoimmunerkrankung nicht heilen, das Ziel kann es also nur sein, die entzündlichen Krankheitsprozesse zu verlangsamen, die Schmerzen zu lindern und die Funktion und Kraft der Gelenke, besonders der Hände, zu erhalten. In der klassischen Medizin werden zu diesem Zweck die unterschiedlichsten therapeutischen Mittel eingesetzt, wie Krankengymnastik, eine physikalische Therapie, welche sich der Wärme, der Kälte, Massagen oder elektrischer Impulse bedient, oder auch Injektionen in die Gelenke, um die Beweglichkeit zu erhalten.

In der Regel sind diese Maßnahmen jedoch nur begleitend. Im Zentrum der Behandlung stehen Medikamente. Gegen die Schmerzen und die Entzündungen werden in der Regel Cortison (Steroide) sowie cortisonfreie Entzündungshemmer (nicht-steroidale Antirheumatika, NSAR) verordnet. Reicht deren Wirkung nicht aus, werden zusätzlich noch reine Schmerzmittel verschrieben, die so genannten Analgetika.

Wenn die Diagnose ganz sicher ohne Zweifel gestellt werden kann, kommen die lang wirksamen Antirheumatika zum Zuge, die je nach der Aktivität der Krankheit verordnet werden. Bei einer relativ geringen Krankheitsaktivität werden häufig Wirkstoffe wie Sulfasalazin oder Goldtabletten eingesetzt, bei mittelschweren Krankheitsverläufen sind oft Azathioprin oder Goldspritzen die Mittel der ersten Wahl. Bei sehr schnellen und aktiven Verläufen baut man auf Wirkstoffe wie Methotrexat: ein aggressiver Wirkstoff, der eigentlich gegen Krebs eingesetzt und nur in niedriger Dosierung verabreicht wird, meistens in Form von Spritzen einmal in der Woche. Methotrexat, aber auch Cortison, sind so genannte Immunsuppressiva. Sie sollen die Bildung von den kranken Antikörpern unterdrücken, entfalten ihre Wirkung aber auch gegenüber gesunden Antikörpern – das ist das Problem.

Ohne Medikamente können die meisten Rheumakranken ihre Schmerzen kaum ertragen, doch der Preis, den sie für die Schmerzlinderung zahlen, ist hoch. Viele der Mittel führen zu heftigen Nebenwirkungen, ziehen die Organe in Mitleidenschaft. Cortison beispielsweise schädigt Leber und Nieren, verursacht hohen Blutdruck, Zuckerkrankheit, Augenlinsentrübungen, Fettstammsucht, Osteoporose oder auch die klassischen aufgedunsenen Gesichter (Vollmondgesicht). Auf viele Schmerzmittel gibt es auch allergische Reaktionen und sie können deshalb von einer ganzen Reihe von Patienten nicht genommen werden.

Doch auch die Medikamente können häufig die Deformation der Finger, Hand-, Knie- und Hüftgelenke auf Dauer nicht aufhalten. Am Ende einer mehrjährigen rheumatischen Erkrankung stehen deshalb dann in vielen Fällen Operationen, die Gelenkfehlstellungen korrigieren sollen oder die Gelenke vollkommen ersetzen. Ein Beispiel sind die in Deutschland sehr häufigen Hüftgelenksoperationen.

Auch unsere Therapie kann Rheuma nicht heilen, aber sie kann die Entzündungen im Körper bekämpfen und damit die Schmerzen stark mildern. Wie zum Beispiel bei Andreas P., einem jungen Mann aus Brandenburg, den ich bereits als Jugendlichen in der Praxis von Dr. Desnizza in Baden-Baden kennen lernte. Andreas leidet unter dem so genannten juvenilen Rheuma, das schon kleine Kinder befällt und deshalb zu besonders tragischen Krankheitsgeschichten führt. Während seiner gesamten Kindheit nahm Andreas Medikamente, versuchte trotz seiner schweren Krankheit möglichst normal zu leben. Nach der Schulzeit begann er eine Ausbildung zum Energie-Elektroniker. Doch mitten in der Lehre rieten die Ärzte zur Operation der Fingergelenke beider Hände, um die Verwachsungen und Verknorpelungen zu beseitigen. Die Folge: Die Finger würden steif werden. Der Traumberuf rückte damit in weite Ferne. Als Andreas dies klar wurde, lehnte er eine Operation schlichtweg ab, ohne allerdings zu wissen, wie es ansonsten weitergehen sollte.

Als er über eine Verwandte 1992 von der Kochsalz-Therapie erfuhr, sah er eine Alternative. Er reiste nach Baden-Baden und suchte dort Rat. Auch wir konnten ihm keine Hoffnung auf eine Heilung von seiner Krankheit machen, jedoch versprach unsere Therapie die Chance auf ein schmerzfreies Leben.

Der Ablauf der Kochsalz-Therapie stellt sich bei Rheumapatienten anders dar als bei Patienten, die unter Bandscheibenproblemen leiden. Durch die Behandlung wird erst einmal so etwas ähnliches wie ein Rheuma-Dauerschub ausgelöst. Durch die Aktivierung der Durchblutung fließt das Blut wieder in die entzündeten Körperteile. Auf diese Weise gelangen jedoch auch die im Blut vorhandenen Antikörper wieder dorthin und reizen das Knorpelgewebe, was erst einmal die Schmerzen verstärkt. Ein zusätzliches Problem ist, dass die Kochsalz-Therapie bei Rheumapatienten nicht nur aktuelle, sondern auch alte Entzündungen abbauen muss. Ablagerungen, über denen bisher eine Art »Schutzschicht« liegt, werden durch die bessere Durchblutung abgetragen. Deswegen dauert es bei Rheumapatienten oft etwas länger, bis die Behandlung greift.

Auch Andreas P. hatte während der Behandlung oft mit großen Schmerzen zu kämpfen. Doch die Abstände zwischen diesen Schmerzattacken wurden immer länger. Die Entzündungen an den Handgelenken und auch an den Beinen waren ganz klar rückläufig. Er konnte seine Ausbildung zum Elektroniker weiter fortführen und beenden. Ganz abgesehen von den Vorteilen in seiner Freizeit. »Ich kann nun leben, wie jeder andere auch«, berichtete er damals.

Heute kommt Andreas P. regelmäßig in Ein- oder Zweijahresabständen zu Auffrischungsbehandlungen nach Neustadt. Er nimmt dabei die lange Entfernung gerne auf sich. Inzwischen hat er seine Meisterprüfung abgelegt und wagt gar nicht daran zu denken, was wäre, wenn er heute nicht in seinem Beruf tätig sein könnte. Medikamente sind für ihn kein Thema mehr. »Es reicht, wenn ich in regelmäßigen Abständen einige Sitzungen der Kochsalz-Therapie in Anspruch nehmen kann.«

Dieses Beispiel zeigt, wie unsere Therapie Rheumapatienten helfen kann, über lange Zeit schmerzfrei zu leben. Viele unserer Patienten kommen über Jahre immer wieder in regelmäßigen Abständen zu Auffrischungsbehandlungen und können so ohne Medikamente ihrem täglichen Leben nachgehen und den Alltag gut bewältigen. Doch unsere Behandlungsmethode hat bei Rheuma auch Grenzen. Man kann die schon vorher eingetretenen Veränderungen an den Gelenken nicht rückgängig machen. Man kann jedoch die Entzündungen bekämpfen, die die weitere Schädigung an Gelenken und Wirbelsäule vorantreiben und auf diese Weise die kontinuierliche Verschlechterung der Situation stoppen.

Solange die schweren Entzündungen im Körper des Rheumakranken bestehen, die zu der Degenerierung der Wirbelsäule und der Gelenke führen, hat unsere Therapie große Aussicht auf Erfolg. Denn diese Entzündungen sind ja die Ursache für die Schäden an den Gelenken, die später auch zur Arthrose führen. Durch die Kochsalz-Spritzen gewinnt der Körper die nötige Kraft, um sich gegen diese Entzündungen durchzusetzen. Auf die Rheuma-Antikörper selber hat die Kochsalz-Therapie jedoch keinen Einfluss, da sie sich direkt im Blut selber befinden.

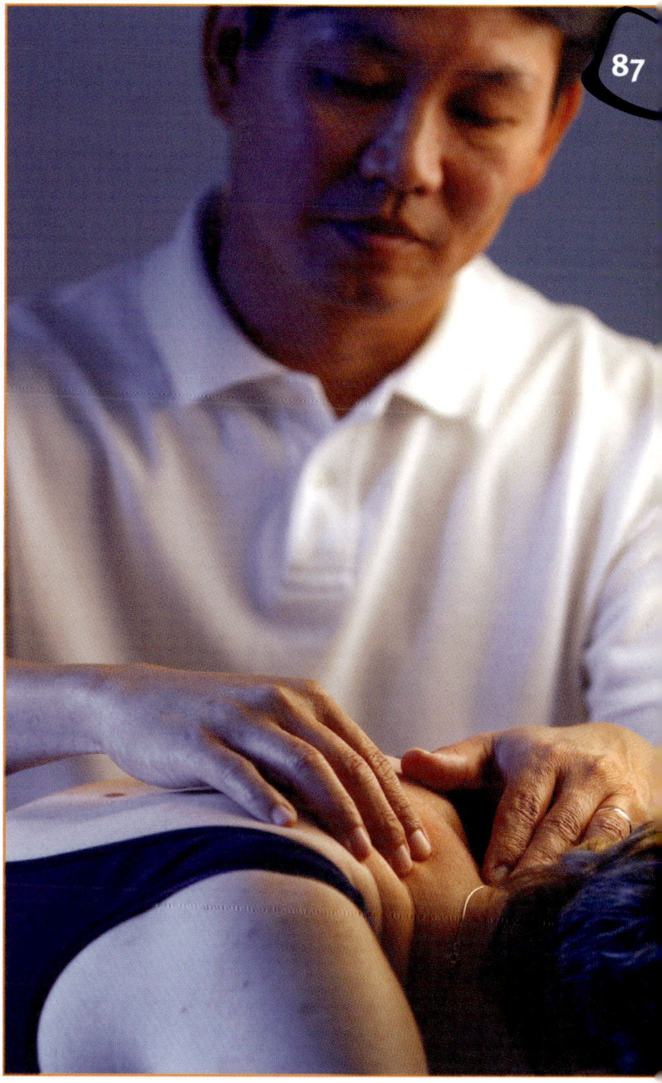

Kapitel 4:

Hilfe bei weiteren Krankheitsbildern

Wo Kochsalz-Injektionen noch helfen können

Die Erfolge der Kochsalz-Therapie bei Krankheitsbildern wie Rückenschmerzen, Bandscheibenleiden, aber auch bei Migräne und Rheuma haben wir in den vorangegangenen Kapiteln ausführlich dargestellt. Die langjährige Erfahrung hat jedoch gezeigt, dass unsere Behandlungsmethode auch bei anderen Krankheiten helfen kann, selbst wenn wir diese Krankheitsbilder nicht in den Mittelpunkt unserer Behandlung stellen und die Verbesserung der Situation hier oftmals als eine Art »erwünschte Nebenwirkung« auftritt.

Der Grund für diese breite Wirkungsweise erschließt sich leicht, wenn man sich noch einmal den Ausgangspunkt unserer Therapie ins Gedächtnis ruft. Im Zentrum unseres Behandlungsmodells steht die Wirbelsäule, sozusagen die Schaltzentrale des Körpers. Aus der Wirbelsäule treten die so genannten Nervenwurzeln aus, die sich dann verzweigen und die Durchblutung auch der kleinsten Gefäße kontrollieren. Genau hier setzt unsere Therapie an, da wir ja mithilfe unserer Kochsalz-Injektionen an diesen Nervenwurzeln deren Durchblutung stimulieren. Und dies hat nicht nur auf die eben genannten Bereiche eine signifikante Auswirkung.

So versorgen die Nervenpaare, die von der Halswirbelsäule abzweigen, nicht nur Kopf, Nacken sowie die Arme, sondern sie sind auch für die die Ohren, die Augen- und Sehnerven, die Stimmbänder, den Rachen und für die Schilddrüse zuständig.

Die Nervenpaare, die von der Brustwirbelsäule ausgehen, versorgen die Lunge, die Bronchien, die Galle, Leber, den Magen, aber auch die Bauspeicheldrüse, den Darm und die Nieren.

Und die Nervenpaare, die sich von der Lendenwirbelsäule aus im Körper verzweigen, sind dort verantwortlich für die Funktion von Becken, Hüften, Bauch, aber auch für die Geschlechtsorgane, Blase, Prostata und Füße. Auch vom Kreuzbein aus versorgen Nerven verschiedene Gliedmaßen und Organe. Hier sind die Geschlechtsorgane, Blase und Harnleiter zu nennen.

In der »Frühzeit« der Kochsalz-Therapie Anfang der 80er Jahre waren diese Zusammenhänge zwar bereits bekannt, wurden aber eigentlich nicht genauer betrachtet. Damals konzentrierte man sich in erster Linie auf die zwei

Hauptregelkreise für die motorischen Nerven, die Lenden- und die Halswirbelsäule. Schon damals zeigte sich jedoch, dass diese zwei Hauptregelkreise sich über die Bahnen des Rückenmarkes gegenseitig beeinflussen. Eine Erkenntnis, die wir auch bei unserer Behandlung berücksichtigen. So werden Schmerzen und Verspannungen im Halswirbelsäulen- und Schulterbereich sowohl mit Injektionen an den Lendenwirbeln als auch an den Halswirbeln bekämpft. Die Erfahrung zeigt, dass man den Hals- und Wirbelsäulenbereich als Einheit betrachten muss.

Aber schon nach einigen Jahren zeigte sich, dass sich bei der Therapie bestimmter Wirbelabschnitte auch ganz andere Krankheitsbilder deutlich besserten. Nach Abschluss ihrer Behandlung gegen Rückenschmerzen oder Migräne berichteten Patienten, dass sich die Therapie ebenfalls positiv auf ganz andere Bereiche wie Herz, Galle, Leber oder Darm ausgewirkt hätte, dass chronische Entzündungen abheilten und insgesamt das Immunsystem gestärkt wurde.

Diese Berichte bestätigen das eigentlich logische »Zusammenspiel« zwischen der Wirbelsäule, den von dort ausgehenden Nerven und den von den Nerven versorgten Organen, Muskeln oder Gelenken.

Im Folgenden möchte ich einige der Krankheitsbilder vorstellen, bei denen sich häufig als »Nebenbefund« Verbesserungen einstellen. So behandeln wir von der Lendenwirbelsäule aus in erster Linie Krankheiten wie Lumbalgie (Kreuzschmerzen), Ischialgie (Schmerzausstrahlung ins Bein) und Lumboischialgie (Kreuzschmerzen mit Schmerzausstrahlung bis ins Bein). Auch Probleme an den Hüftgelenken, an Knie- und Sprunggelenken und an den Füßen gehören zu den Beschwerden vieler unserer Patienten, gegen die wir unsere Kochsalz-Injektionen einsetzen. Doch positive Auswirkungen zeigen sich in diesem Behandlungsbereich eben auch bei Organen wie Darm, Blase und Prostata. Alles Organe, die von den Nerven abhängig sind, welche von der Lendenwirbelsäule abzweigen.

Behandlungen von der Halswirbelsäule aus sind bei uns schwerpunktmäßig dem so genannten HWS-Syndrom, heftigen Schulter- und Nackenschmerzen, sowie der Migräne vorbehalten. Doch auch entzündliche Erkrankungen der Lunge, Bronchitis, Asthma oder Schilddrüsenprobleme bessern sich durch unsere Behandlung.

Wie ich später noch einmal in dem Kapitel »Grenzen unserer Therapie« ausführen werde, kann ich die eben beschriebenen Phänomene durch die langjährige Erfahrung in meiner Praxis durchaus bestätigen. Es gibt auch eine ganze Reihe Patienten, die unsere Therapie unter dem Aspekt der Stärkung ihres Immunsystems regelmäßig auffrischen. Trotzdem sind diese Effekte sozusagen »Nebenwirkungen« unserer Behandlungsmethode, der Schwerpunkt unserer Praxis liegt eindeutig im Bereich der Behandlung von Wirbelsäulenleiden und Rheuma.

Allerdings gibt es zwei Krankheitsbilder, die ich doch separat ansprechen möchte, da hier die Erfolge besonders stark ins Auge springen: Allergien und Tinnitus. Tinnitus, die gefürchteten Ohrgeräusche, muss man sich als eine Art ständiges Ohrensausen vorstellen, das das Leben für die Betroffenen sehr schwer macht. Der Grund ist häufig eine Durchblutungsstörung im Innenohr. Oft ist deshalb der Tinnitus auch von anderen Beschwerden begleitet, wie etwa Schwindel. Da durch unsere Therapie die Funktion der Nerven wieder stabilisiert und in Gang gesetzt wird, sind die Erfolge bei der Behandlung von Tinnitus wirklich gut und stellen eine Alternative zu klassischen Behandlungsmethoden dar.

Allergien wachsen sich zunehmend zu einer echten Plage für viele Menschen aus. Ihr Vormarsch hängt offensichtlich damit zusammen, dass durch unsere geschädigte Umwelt das Immunsystem immer mehr geschwächt wird. So erklärt sich auch, dass ganz unterschiedliche Allergieformen, von Ausschlägen bis zu Heuschnupfen, sehr häufig im Rahmen unserer Behandlungen verschwinden oder signifikant zurückgehen.

In den folgenden Kapiteln werde ich auf diese beiden Krankheitsbilder im Zusammenhang mit unserer Therapie noch ausführlicher eingehen. Sie sind ein Beispiel dafür, wie breit gefächert die Einsatzmöglichkeiten der Kochsalz-Therapie sind.

Allergien

Wenn der Heuschnupfen plagt

Es war gerade Frühling, als Günther M. aus einem kleinen Ort im Hunsrück in unsere Praxis kam. Sein Rücken bereitete ihm seit einiger Zeit heftige Probleme und er hoffte, dass die Kochsalz-Injektionen ihm Erleichterung verschaffen würden. Doch auf den ersten Blick schien der Mittfünfziger ganz andere Probleme zu haben. Seine Augen tränten, seine Nase war rot und geschwollen, er nieste in einem fort. Einen derart heftigen Heuschnupfen hatte ich noch selten erlebt. Günther M., so erfuhr ich aus seinen Erzählungen, kämpfte schon seit seiner Jugend mit den Pollen, die ihm vor allem im Frühling jede Beschäftigung im Freien vergrätzten. Erschwerend kam noch hinzu, dass er Besitzer eines Campingplatzes war, auf dem jedes Jahr im März die unterschiedlichsten Büsche und Pflanzen anfingen zu blühen. Jeder Gang über seinen Platz wurde zur Qual. Doch was blieb ihm anderes übrig, wenn er bei seinen Gästen nach dem Rechten sehen wollte. So gehörten Medikamente immer zu seiner »Standardausrüstung« – mit all den negativen Folgen dieser so genannten Antihistaminika. Er war oft müde und auch seine Konzentrationsfähigkeit ließ zu wünschen übrig.

Die Rückenschmerzen bekamen wir bald in den Griff, die Schmerzen nahmen ab, die Beweglichkeit zu, unser Patient war zufrieden. Längere Zeit hörten wir nichts mehr von ihm – bis zum nächsten Frühjahr, als die Blütenpollen wieder anfingen zu fliegen. Da wurde mir ein Anruf durchgestellt. Es war unser Patient aus dem Hunsrück. »Herr Doktor«, so seine Frage, »sagen Sie, kann man mit Ihrer Therapie auch bei Allergien etwas erreichen?« Doch bevor ich antworten konnte, fuhr er schon fort. »Wissen Sie, ich habe dieses Frühjahr praktisch keine Probleme mit Heuschnupfen, und ich überlege, ob das wohl von der Kochsalz-Behandlung kommen könnte.« Ich freute mich mit ihm und bestätigte seinen »Verdacht«, dass die Besserung seiner Beschwerden aller Wahrscheinlichkeit nach auf die Kochsalz-Injektionen zurückzuführen war. Sie führen eindeutig zu einer Stabilisierung des Immunsystems und diese »Stärkung« des Körpers hat dann sehr häufig auch ein Abklingen von Allergien zur Folge – ohne die Nebenwirkungen, die manche Medikamente nach sich ziehen, wie Müdigkeit oder Einschränkung der Reaktionsfähigkeit. Günther M. jedenfalls war froh, dass er jetzt ohne ständiges Niesen und Schnaufen seine Rundgänge über den Campingplatz antreten konnte und den Frühling ebenso genießen konnte wie die Besucher seines Campingplatzes. Heute ist Günther M. in Pension und hat sein Domizil in Mallorca aufgeschlagen. Die Familie seines Schwagers führt den Campingplatz weiter. Doch nach wie vor besucht er ab und zu meine Praxis und lässt sich behandeln – gegen Rückenschmerzen und gegen seine Allergie.

Schon seit Jahren behandelte ich auch eine ältere Dame aus dem Rheinland. Sie kam in regelmäßigen Abständen nach Neustadt, um sich gegen Rückenschmerzen und Ischialgie behandeln zu lassen. Wir kannten uns dementsprechend schon lange und eigentlich war ich der Meinung, dass ich über ihr Krankheitsbild umfassend unterrichtet war. Doch bei einem ihrer Besuche schaffte sie es trotzdem, mich zu verblüffen. »Wissen Sie eigentlich, warum ich so regelmäßig zu Ihnen komme?«, frage sie mich. Ich wusste nicht so recht, was ich darauf antworten sollte und vermutete natürlich, es seien die Rückenprobleme, die sie aus dem Rheinland in die Pfalz führten. »Ja, natürlich«, meinte sie lächelnd, »das auch. Aber ein wesentlicher Grund ist auch mein Ausschlag.« Von einem Ausschlag hatte ich bei meiner Patientin nun seit Jahren nichts bemerkt, was ich ihr auch mitteilte. »Natürlich«, meinte sie liebenswürdig. »Seit ich mich bei Ihnen behandeln lasse, ist er ja auch verschwunden.«

Es ist kein Geheimnis, dass allergische Erkrankungen in den letzten Jahrzehnten dramatisch zugenommen haben. Wissenschaftler aus aller Welt versuchen, den Geheimnissen des Immunsystems auf die Spur zu kommen und herauszufinden, warum es im Falle von Allergien fehlerhaft reagiert. Bisher ist es allerdings noch nicht gelungen, die genauen Ursachen der Allergien zu ergründen. Bei Heuschnupfen ist es beispielsweise die Überempfindlichkeit auf verschiedene Umweltstoffe, zum Beispiel Blütenpollen. Die Neigung zu einer solchen Reaktion ist wahrscheinlich angeboren. Bei entsprechend empfindlichen Personen führt der erste Kontakt mit einem Allergen wie den Blütenpollen zur Entwicklung von natürlichen Abwehrstoffen, so genannten Antikörpern. Ab diesem Zeitpunkt betrachtet der Organismus die harmlosen Substanzen als »gefährlich«. Er ist »sensibilisiert« und bildet im Laufe von mehreren Jahren immer mehr Antikörper. Irgendwann kommt es zur ersten allergischen Reaktion. Bei Kontakt zum Beispiel mit den oben genannten Blütenpollen reagiert der Körper dann plötzlich, als müsse er Krankheitserreger bekämpfen.

Die Schulmedizin hat bisher jedoch eigentlich nur eine einzige Behandlungsform in der Hinterhand, um diese Erkrankung zu kurieren, die so genannte Hyposensibilisierung. Die Grundidee ist dabei recht einfach: Über einen längeren Zeitraum hinweg wird eine Dosis des allergieauslösenden Stoffes unter die Haut gespritzt. Der Körper soll durch diese konstante leichte Reizung lernen, genau diesen Reiz zukünftig zu ignorieren. Doch so einfach stellt sich das in der Regel nicht dar. Erst einmal muss das richtige Allergen gefunden werden, ein Problem, das offensichtlich immer noch sehr schwierig zu lösen ist. Außerdem muss der Körper dann auch wie gewünscht reagieren: Oft weicht das Immunsystem jedoch nur aus und reagiert stattdessen auf andere Stoffe.

Eine Gefahr kommt noch hinzu: Die Symptome sind oft sehr unterschiedlich, oft wird ein Allergen im Laufe der Zeit durch ein anderes ersetzt oder es kommt eine neue Allergie hinzu. Besonders schlimm sind die so genannten Kreuzallergien, bei der eine verwandte Substanz beispielsweise in der Nahrung zum Allergen wird und einen Pollenallergiker zusätzlich belastet.

Über die Ursachen der dramatischen Steigerung bei Allergien wird heftig diskutiert. Einigkeit herrscht jedoch darüber, dass es die eine Ursache nicht gibt, sondern es sich vermutlich um einen »Cocktail« verschiedener Faktoren handelt. Die Gene spielen sicher eine Rolle. Da wir fast alle bestimmten Umweltfaktoren ausgesetzt sind, jedoch nur ein Teil der Bevölkerung erkrankt, muss die Veranlagung da sein. Immer mehr Studien weisen auch darauf hin, dass Luftverschmutzung, beispielsweise durch den Straßenverkehr, die Anfälligkeit für Allergien, beispielsweise gegen Pollen oder Hausstaubmilben, verstärkt. Aber auch in Veränderungen bei den Nahrungsmittelzusatzstoffen in modernen Lebensmitteln und in der Schadstoffbelastung in den Wohnungen sehen viele Experten Gründe für die Explosion dieser Erkrankungen. Übertriebene Sauberkeit kann die Entwicklung von Allergien ebenfalls fördern, da das Immunsystem bei einer fast sterilen Umgebung verlernt hat, auf eine harmlose Substanz »normal« zu reagieren. Das haben Studien über allergisches Asthma bei Kindern gezeigt.

Auch wenn Forschungen über Allergien nicht Gegenstand der Arbeit in unserer Praxis sind: Wir registrieren selbstverständlich, dass die Erkrankungen in dieser Richtung massiv zunehmen. Allein in den vergangenen zehn Jahren hat Heuschnupfen bei den Erwachsenen eine Wachstumsrate von 70 Prozent zu verzeichnen gehabt. Unsere Therapie, das haben wir im Verlauf der letzten Jahre erlebt, kann hier in vielen Fällen helfen. Das durch die großen Schmerzen geschwächte Immunsystem unserer Patienten wird durch die Kochsalz-Injektionen so stark stabilisiert, dass der Körper mit den verschiedenen Allergien besser fertig werden kann. Für unsere Patienten, bei denen gemeinsam mit den Rückenleiden auch die allergischen Reaktionen den Rückzug antraten, war diese unverhoffte »Nebenwirkung« jedenfalls wie ein kleines Wunder.

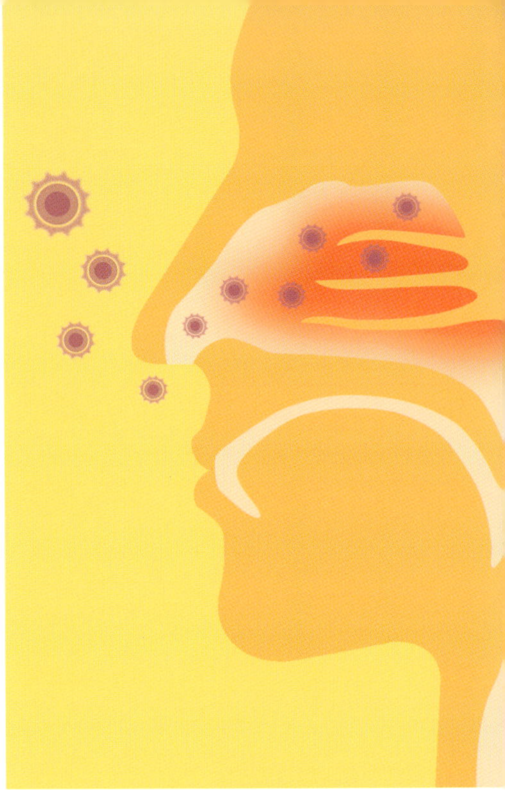

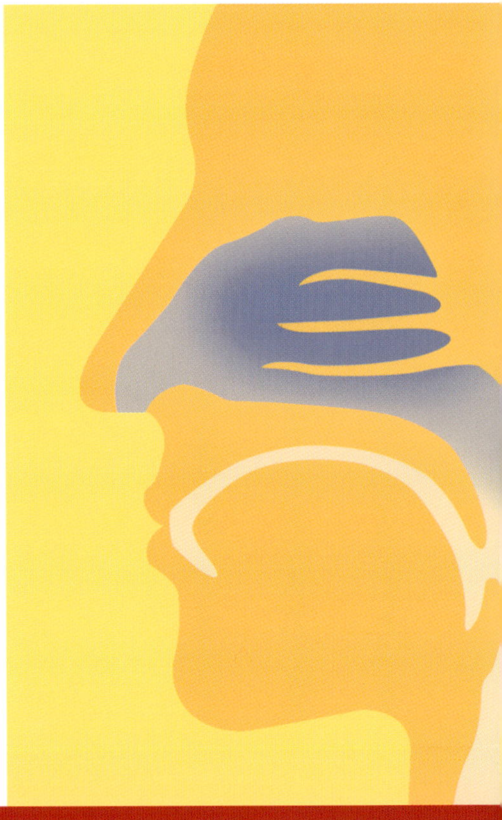

Tinnitus

Wenn das Ohrensausen zur Qual wird

Plötzlich ist es da: so ein Sausen und Brausen in den Ohren, das einfach nicht mehr aufhören will. Lärm und Stress können daran ebenso schuld sein wie ein Hörsturz. Die Rede ist von Ohrgeräuschen – auch bekannt als Tinnitus. Tinnitus ist jedoch keine Krankheit, wie die Betroffenen schnell lernen. Bei dem Pfeifen oder Summen handelt es sich erst einmal um ein Symptom, das ähnlich wie Schmerz auf andere Ursachen hinweist. In den meisten Fällen sind Ohrgeräusche somit als Warnsignal zu verstehen, mit dem der Körper seine seelische oder physische Überforderung signalisieren will. Damit nicht nur das Symptom Tinnitus behandelt wird, sondern seine Ursachen, ist eine umfassende Diagnostik besonders wichtig. So beschreibt die Deutsche Tinnitus-Liga das Problem dieses Phänomens, von dem allein in Deutschland acht Millionen Menschen betroffen sind. Bei einer Million ist das Ohrgeräusch so stark, dass sie nicht ohne therapeutische Hilfe auskommen.

Etwa 400 Ursachen oder Ursachenkombinationen für Tinnitus sind bekannt. Der häufigste Grund ist die Schädigung der empfindlichen Innenohrstrukturen durch Lärm oder einen Knall. Walkman-Musik, ein Rockkonzert, eine Technoparty, all das kann der Grund für das Ohrensausen sein, aber auch Schießen ohne Gehörschutz, Schreckschusspistolen oder ein Silvesterfeuerwerk können zu Tinnitus führen. Neben der akuten, sehr lauten Belastung kann auch eine lang andauernde chronische Lärmquelle die Zellen im Innenohr schädigen. Beruflich gefährdet sind – neben Discjokeys und Rockmusikern – zum Beispiel Straßenarbeiter, die ihre persönlichen Lärmschutzmaßnahmen vernachlässigen. Unter Arbeitern tritt Tinnitus im Übrigen doppelt so häufig auf wie unter anderen Berufstätigen.

Der zweite Ursachenkomplex umfasst bestimmte Störungen und Krankheiten, angefangen von einem grippalen Infekt, Einblutungen und Verletzungen des Ohrs bis hin zum Schädelhirntrauma oder Tumoren. Am häufigsten sind organische Erkrankungen, die den Gehörapparat direkt betreffen, wie etwa ein Hörsturz, oder über eine Minderdurchblutung beeinträchtigen wie bei Herz-Kreislauferkrankungen. Auch bei Diabetikern auftretende Langzeitschäden an den Gefäßen können das Innenohr betreffen.

Bei älteren Menschen ist oftmals eine Otosklerose für den Tinnitus verantwortlich. Es handelt sich um eine Verknöcherung des Steigbügels, des Knöchelchens, das die Verbindung zwischen Mittelohr und Innenohr darstellt. Die damit verbundene Hörstörung kann operativ behoben werden, die Chancen, dass damit auch der Tinnitus verschwindet, liegen bei etwa 50 Prozent.

In mehr als der Hälfte der Fälle, so schätzen Experten, ist der auslösende Faktor für einen Tinnitus auf eine langjährige individuelle psychische Problematik zurückzuführen. Vermutlich führt die unter Dauerstress vermehrte Ausschüttung von Adrenalin zur Drosselung oder gänzlichen Unterbindung der Durchbutung des Innenohres.

Beteiligt an der Entstehung des Tinnitus sind die inneren und äußeren Haarzellen in der Hörschnecke des Innenohrs. Ist eine größere Anzahl von ihnen beschädigt, so kann die Umwandlung der Schallwellen in elektrische Nervenimpulse nicht mehr richtig erfolgen und es kommt spontan zu fehlerhaften Impuls-Reaktionen. Der Hörnerv verarbeitet diese weiter, als wenn der Impuls durch eine Schallwelle ausgelöst worden wäre. Im Gehirn wird daraufhin der Eindruck eines Schallereignisses gemeldet. So entsteht durch die Fehlübertragung die subjektive Wahrnehmung eines Geräusches – das Phantom im Ohr, ähnlich wie Menschen mit amputierten Gliedmaßen so genannte Phantomschmerzen spüren.

In unserer Praxis können wir bei der Form des Tinnitus helfen, die als zervikogener Tinnitus bezeichnet wird. Diese Form wird durch degenerative Veränderungen verursacht. Verschleiß oder eine chronische Fehlstellung im Halswirbelsäulenbereich können über eine Durchblutungsstörung zu Tinnitus führen. Bei einem solchen Krankheitsbild hat unsere Therapie große Erfolgschancen, da unsere Kochsalz-Spritzen ja die Durchblutung anregen. Ein Anzeichen dafür, dass es sich um einen zervikogenen Tinnitus handelt, dessen Ursache die Erkrankung der Halswirbelsäulennerven ist, kann beispielsweise sein, dass der Patient auch über weitere Probleme klagt, die durch eine Funktionsstörung dieses Nervenbereichs ausgelöst werden, wie Kopfschmerzen, Migräne oder Schwindel.

Frau S. aus einem kleinen Örtchen in der Pfalz, nicht weit entfernt von unserer Praxis, ist vielleicht ein gutes Beispiel für die Symptome dieses Tinnitustyps. Zur Zeit der Behandlung war sie zwischen 50 und 60 Jahre alt und hatte Zeit ihres Lebens auf dem Land gelebt – in einer wunderschönen, durch Weinberge geprägten Gegend. Besonderem Lärm war sie eigentlich nie ausgesetzt gewesen, auch nicht an ihrem Arbeitsplatz. Organische Krankheiten hatte ihr Arzt als Ursache des Tinnitus eigentlich ausgeschlossen. Und doch war ihr Gesamtzustand alles andere als gut. Die ständigen Ohrengeräusche belasteten sie nicht nur nervlich, sondern machten es ihr auch schwer, Gesprächen zu folgen oder beispielsweise Telefonate zu führen. Oftmals nickte sie nur bei einer Frage, ohne sie überhaupt verstanden zu haben, weil sie es Leid war, immer nachzuhaken. Neben dem Tinnitus klagte sie noch über heftige Migräneattacken, die sie nur mit schweren Medikamen-

Verschleiß oder eine chronische Fehlstellung im Halswirbelsäulenbereich können zum zervikogenen Tinnitus führen, den wir in unserer Praxis behandeln.

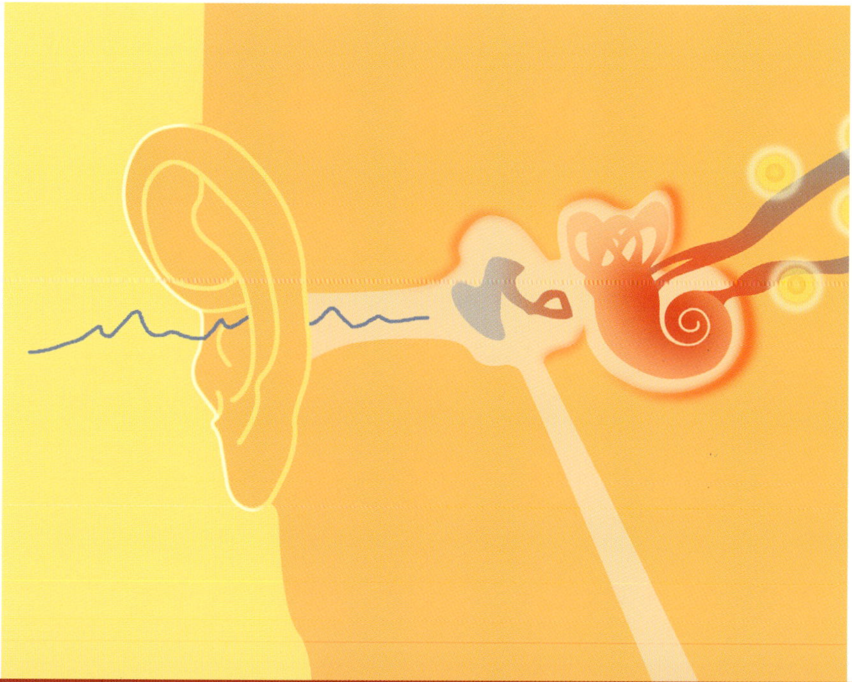

ten in den Griff bekam, und über morgendlichen Schwindel. Dieser war so schlimm, dass sie beispielsweise unsere Praxis nur nachmittags aufsuchen konnte.

All diese Symptome ließen stark vermuten, dass es sich bei dem Tinnitus von Frau S. um eine Form handelte, die durch Probleme an der Halswirbelsäule verursacht wurde. Und so entschloss ich mich in einem längeren Gespräch mit Frau S., es mit der Kochsalz-Therapie zu versuchen, zumal sich bei dieser Behandlung noch ein weiterer Vorteil ergab. Da vermutlich Migräne und Schwindel von denselben Ursachen herrührten wie der Tinnitus, konnte man mithilfe unserer Therapie die verschiedenen Probleme gemeinsam bekämpfen.

Der Weg erwies sich als nicht einfach. Gleich bei den ersten Behandlungen bemerkte ich, wie verspannt die Nackenmuskulatur war, da die Patientin schon sehr lange unter den Schmerzen im Halswirbelsäulenbereich litt. Da sie nicht weit entfernt von unserer Praxis wohnte und eine Familie zu versorgen hatte, kam sie nur zweimal in der Woche zur Behandlung. In den ersten Wochen spürte sie keine Erleichterung, im Gegenteil, nach ihrem Eindruck wurden sowohl die Migräne als auch der Tinnitus eher schlimmer. Doch da sie sich über unsere Therapie ausführlich informiert hatte und wir bei jeder Sitzung gemeinsam ihre Situation besprachen, akzeptierte sie diese Entwicklung. Selbst nach Abschluss der Behandlung konnten wir noch nicht sicher sein, dass sie ein Erfolg war, und wir drückten beide Daumen. Doch einige Wochen später kam dann ein Anruf, der unsere Entscheidung, die Therapie durchzuführen, bestätigte. Frau S. ging es deutlich besser, der Tinnitus tauchte nur noch sporadisch und auch in einer sehr abgeschwächten Form auf. Der Schwindel hatte ebenfalls deutlich abgenommen und bei einer Migräneattacke reichten jetzt schwächere Schmerzmittel aus. Frau S. kommt jetzt immer wieder in längeren Abständen zur Auffrischung in unsere Praxis, doch hat sich ihre Lebensqualität seit der ersten Behandlung deutlich verbessert, sowohl im privaten als auch im beruflichen Bereich.

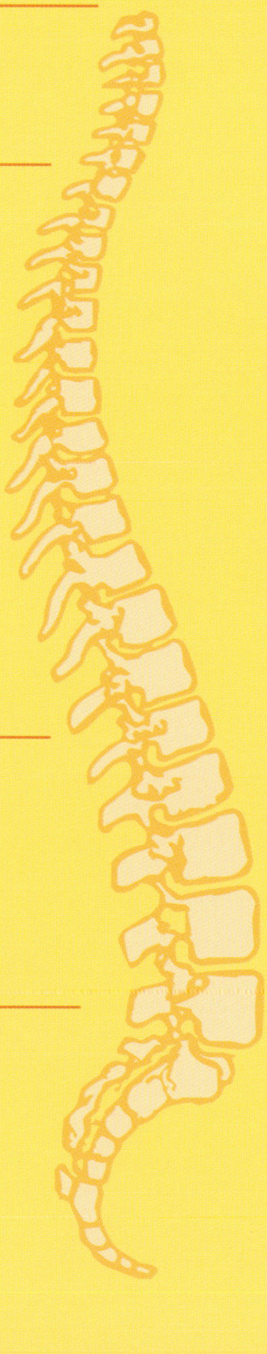

HWS mit Zervikalnerven
verursacht: HWS-Syndrom, Migräne

LWS mit Lumbalnerv
verursacht: Kreuzschmerz, Ischialgie

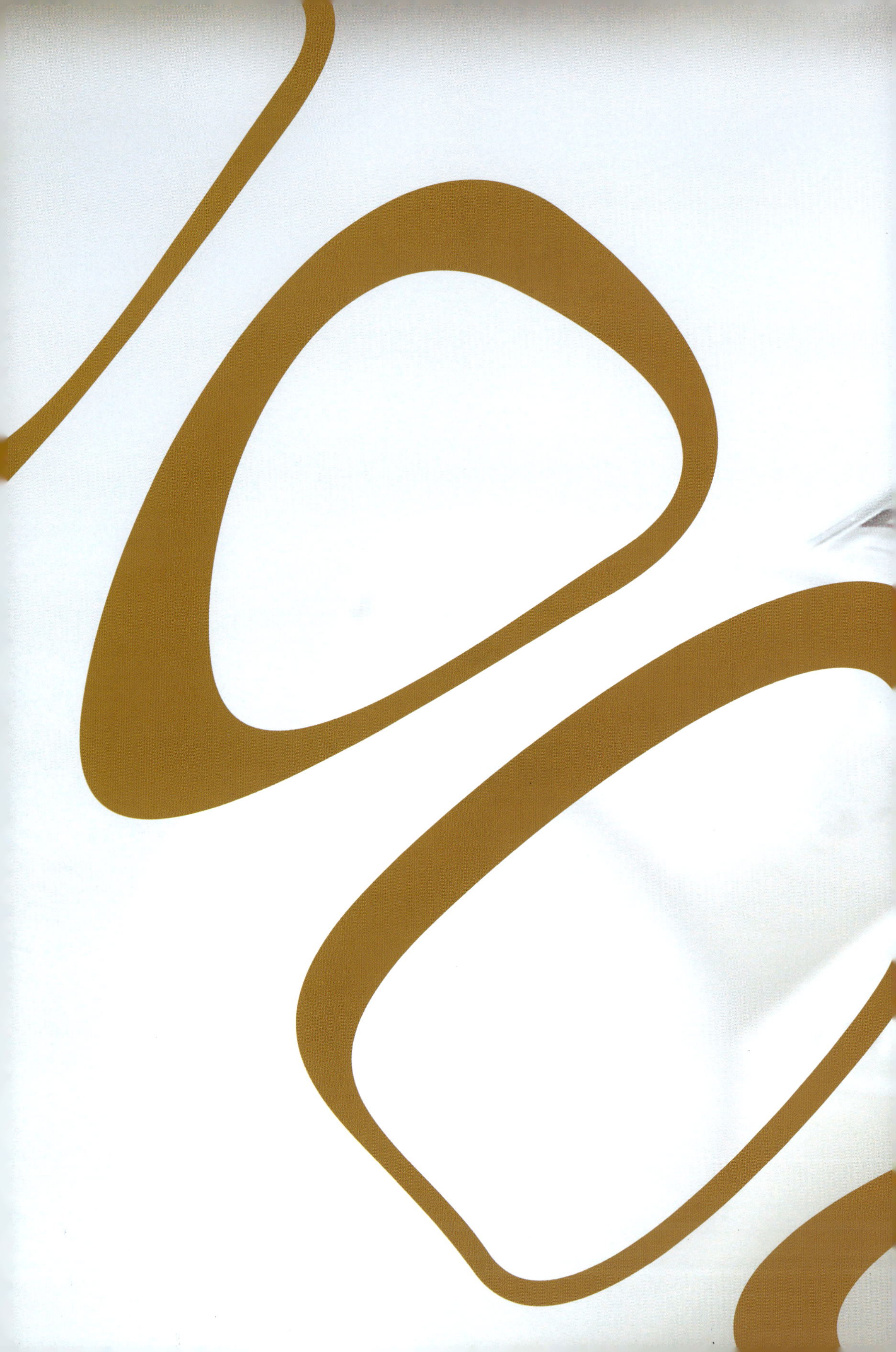

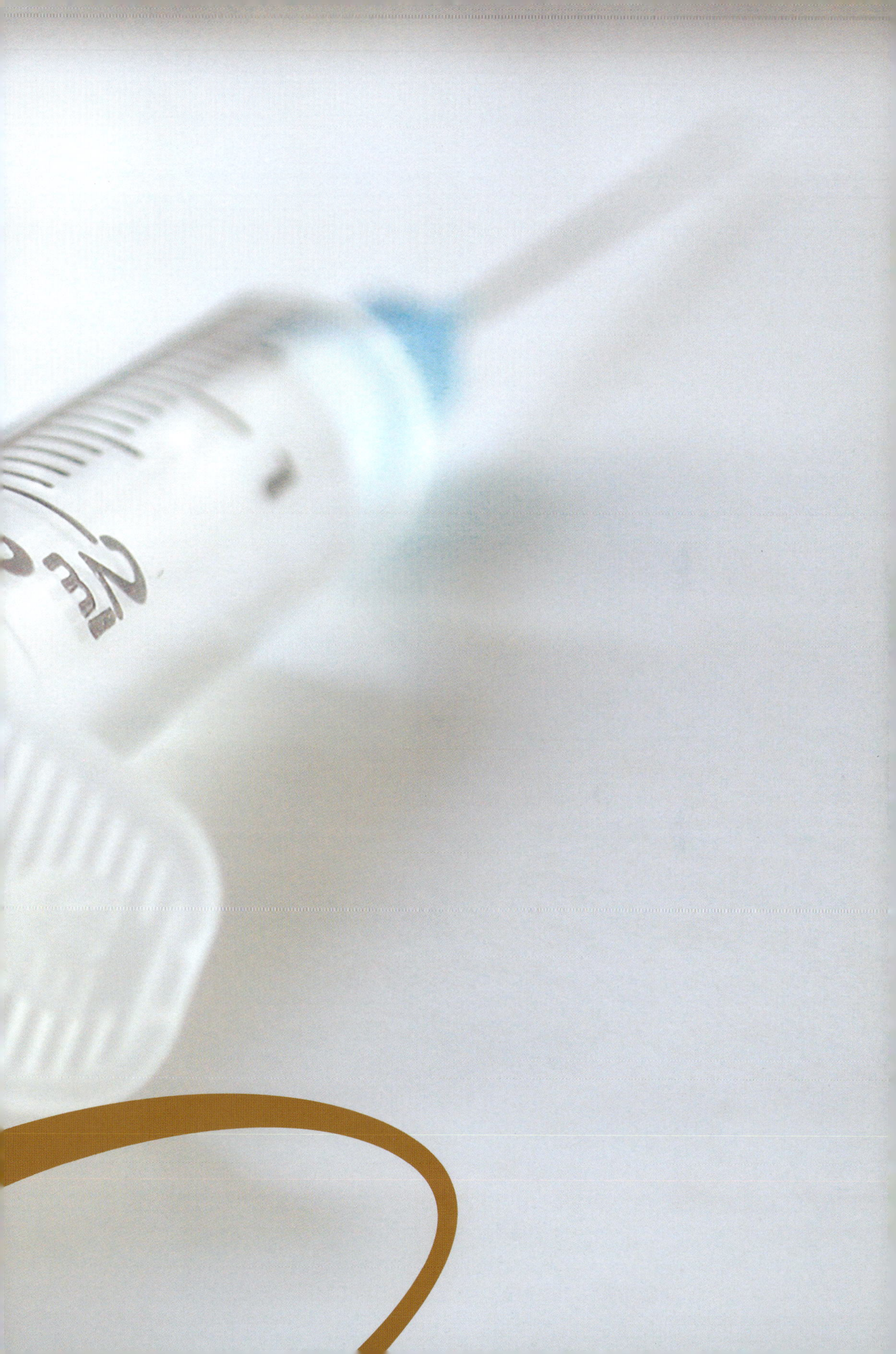

Kapitel 5:

Die Kochsalzbehandlung – Ablauf und Gefahren, Nebenwirkungen und Grenzen

Wie eine Kochsalzbehandlung abläuft

Wenn Patienten sich bei uns melden, interessiert sie in erster Linie natürlich, wie unsere Therapie ihnen helfen kann und auf welche Weise sie wirkt. Doch schon die zweite Frage bezieht sich in der Regel auf den Ablauf der Behandlung. Wie viele Kochsalzbehandlungen brauche ich? Wie viele Injektionen bekommt man bei jeder Sitzung? Wie schnell hintereinander kann man die Behandlungen in Anspruch nehmen? Das sind nur einige der Fragen, die es zu beantworten gilt.

Ganz grundsätzlich unterscheiden wir bei unseren Patienten zwischen denjenigen, die unsere Kochsalz-Therapie zum ersten Mal beanspruchen, und den Patienten, die zu einer Auffrischung kommen. Die langjährige Erfahrung hat ergeben, dass eine erste Grundbehandlung zwölf Sitzungen umfassen sollte. Dieselbe Erfahrung hat uns jedoch auch gelehrt, dass der Erfolg unserer Behandlung unabhängig davon eintritt, wie schnell hintereinander man die Sitzungen absolviert. So können unsere Patienten selber entscheiden, ob sie jeden Tag kommen wollen oder ob es für sie günstiger ist, nur zwei- oder dreimal in der Woche unsere Praxis aufzusuchen.

So haben sich in unserer Praxis im Prinzip zwei »Modelle« entwickelt, in deren zeitlichem Rahmen wir unsere Therapie durchführen. Ein großer Anteil unserer Patienten reist aus anderen Bundesländern und manchmal sogar aus dem Ausland an, um sich unserer Kochsalz-Therapie zu unterziehen. Für diese Patienten ist es wichtig, dass sie die zwölf Sitzungen möglichst »kompakt« in Anspruch nehmen können. Für diese Gruppe bieten wir an, dass sie von montags bis einschließlich samstags jeweils zweimal täglich zu uns kommen. Am Vormittag erfolgt die Behandlung mit Injektionen an der Lendenwirbelsäule, nachmittags an der Halswirbelsäule. Voraussetzung ist, dass zwischen beiden Sitzungen ein Abstand von mindestens drei Stunden besteht. So können die Patienten nach einer Woche wieder nach Hause fahren.

Während der Zeit der Behandlung bleiben die Patienten in Neustadt oder in der Umgebung. Bei der Buchung eines Hotels, einer Pension oder einer Ferienwohnung sind wir gerne behilflich. Im Laufe der Jahre haben wir einen guten Überblick über die Unterbringungsmöglichkeiten in Neustadt bekommen und unsere Patienten profitieren davon, dass unsere Praxis in einem wirklich hübschen Ort inmitten der Pfalz liegt, der auch von vielen Touristen gerne besucht wird und entsprechend viele Übernachtungsmöglichkeiten bietet. Für unsere Patienten, die die Behandlung innerhalb von einer Woche in Anspruch nehmen, ist es auch von Vorteil, dass sie sich in dieser Zeit entspannen können und nicht dem Alltagsstreß ausgesetzt sind. Dies ist für den Erfolg der Therapie wichtig, denn die Verarbeitung der Kochsalz-Spritzen bedeutet für den Körper echte »Arbeit«. So ist es auch nachvollziehbar, dass eine ganze Reihe unserer Patienten sich während der Behandlung oft müde fühlt und viel schläft.

Die zweite Gruppe umfasst die Patienten, die in der weiteren Umgebung unserer Praxis wohnen. Bis zu anderthalb Stunden Fahrzeit, ob mit dem Auto oder auch mit der Eisenbahn, nehmen diese Patienten in der Regel in Kauf, um unsere Praxis aufzusuchen. Sie kommen meist zwei bis dreimal in der Woche, je nachdem wie sie es organisatorisch am besten einrichten können. Die Behandlung zieht sich dann zwar über mehrere Wochen hin, doch wie schon eben ausgeführt, hat dies auf den Erfolg keinen Einfluss. Der einzige und eher positive Unterschied ist, dass diese Patienten durch die längere Dauer schon während der Behandlung erste Wirkungen spüren. Allerdings sollten zwei Sitzungen pro Woche das Minimum sein.

Oft fragen uns unsere Patienten auch, was sie während der Behandlung beachten sollten. Im Prinzip müssen während der Behandlung keine Einschränkungen in Kauf genommen werden. Doch sollte man darauf Rücksicht nehmen, dass die Kochsalz-Injektionen den Körper »fordern« und eine Belastung für ihn darstellen. Denn schließlich geht es darum, die Selbstheilungskräfte des Körpers zu stimulieren, damit diese die schmerzhaften Entzündungen im Körper abbbauen. Aus diesem Grunde raten wir zu viel Ruhe und Entspannung. Man kann jedoch weiter Auto fahren, arbeiten und muss seinen Tagesablauf nicht grundlegend umstellen.

Natürlich nehmen viele unserer Patienten, wenn sie zu uns kommen, schmerzlindernde Medikamente. Wir schlagen keinesfalls vor, auf diese Medikamente während unserer Behandlung zu verzichten, wenn der Patient, den Eindruck hat, dass er sie braucht. Große Schmerzen führen nur zu einer weiteren Verkrampfung, was das Injizieren der Kochsalz-Lösung erschwert und den Heilungsprozess verlangsamt. Wie schon öfter angesprochen, kommt es zu Beginn der Behandlung häufig zu einem Anstieg der Schmerzen. Das hängt damit zusammen, dass das injizierte Kochsalz durch die vermehrte Durchblutung die »Enzündungsherde« im Körper aufspürt und diese aktiviert, bevor es dazu beiträgt, dass diese abklingen. Auch dies kann dazu führen, dass Schmerzmittel am Anfang doch noch benötigt werden. Spätestens wenn zwei bis drei Monate nach der Therapie der Erfolg spürbar wird, kann man dann jedoch auf die schmerzstillenden Medikamente weitgehend verzichten.

Wovon wir jedoch in der akuten Schmerzphase abraten, sind Massagen und Krankengymnastik. Sie verschlimmern nach unseren Erfahrungen nur die Entzündungen und sollten erst dann eingesetzt werden, wenn die Schmerzen abgeklungen sind.

Nach zwölf Sitzungen kann der Patient davon ausgehen, dass die Mikrozirkulation des Blutes in seinem Körper in den nächsten Jahren »funktionieren« wird und die Schmerzen acht bis zwölf Wochen nach der letzten Spritze wesentlich weniger und in vielen Fällen ganz verschwunden sind. Bei chronischen, über viele Jahre anhaltenden Beschwerden kann eine Auffrischungsbehandlung nach ungefähr drei Monaten jedoch sinnvoll sein. Die Aktivierung der Selbstheilungskräfte kostet den Körper viel Energie, für die in solchen chronischen, langwierigen Fällen die Grundbehandlung allein nicht ausreicht. Da kann eine Auffrischung der Therapie mit vier bis sechs Sitzungen dem Körper noch einmal die »Kraft« zuführen, die er braucht, um den begonnenen Prozess zu Ende zu bringen. Es macht jedoch keinen Sinn, die Therapie ohne Pause über die anfänglich beschriebenen zwölf Sitzungen hinaus auszudehnen, denn dann tritt eine Überreizung der Nerven ein, die den Erfolg der Behandlung in Frage stellt.

Während jeder Sitzung verabreiche ich dem Patienten 24 Kochsalz-Spritzen, die nach einer bestimmten Technik an die Nervenwurzeln entlang der Wirbelsäule injiziert werden. Dazu muss man sehr genau arbeiten und man braucht eine jahrelange Erfahrung, um gute Ergebnisse zu erzielen.

Eingesetzt werden sehr dünne Nadeln, so dass der Patient die Einstiche meist kaum spürt. Auch Patienten, die eine große Angst vor Spritzen haben, konnte ich nach den ersten Behandlungen davon überzeugen, dass die Schmerzen durch die Injektionen auszuhalten waren. »Wenn Ihre Therapie uns hilft«, so eine typische Antwort auf meine Frage nach Schmerzen beim Injizieren der Kochsalz-Lösung, »dann sind diese Schmerzen nun wirklich kein Problem.«

Der vielleicht wichtigste Hinweis, den wir gleich zu Beginn der Therapie geben, ist, dass meist nach den ersten Sitzungen der so genannte »Heilschmerz« auftauchen könnte, auf den wir in diesem Buch schon mehrfach eingegangen sind. Danach folgt im Rahmen der Behandlung dann meist das typische »Auf und Ab« von Tagen mit mehr und Tagen mit weniger Schmerzen – bei einer insgesamt jedoch »aufsteigenden« Tendenz. Und nach zwei bis drei Monaten kommt dann der Schlüsseltag, den man manches Mal gar nicht mehr registriert, wie eine Patientin mir einmal lächelnd berichtete. »Und dann an einem Sonntag, mehrere Wochen nach Abschluss der Behandlung, sagte ich zu meinem Mann: Weißt du was, seit einer Woche hatte ich doch wirklich überhaupt keine Schmerzen mehr – und das hätte ich beinahe gar nicht bemerkt.«

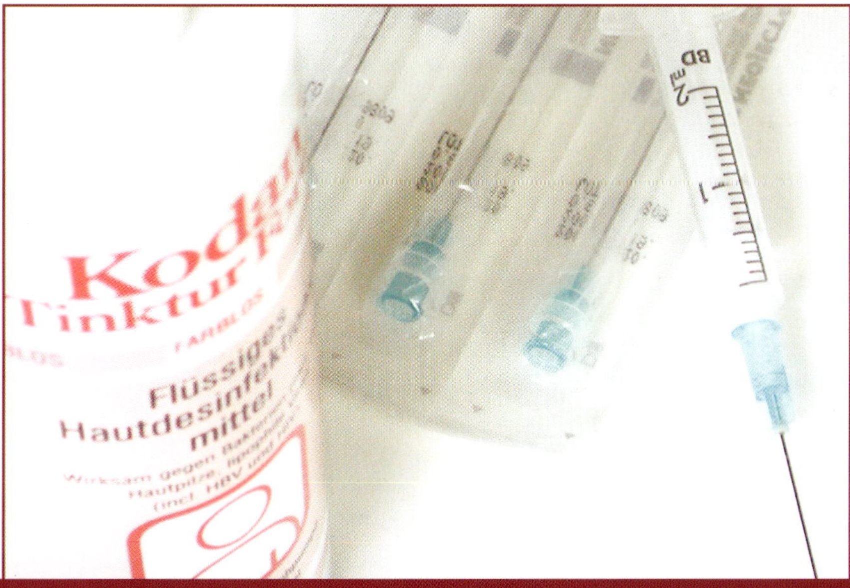

Können Kochsalz-Spritzen schaden?

Eine Injektionstherapie stößt bei vielen Menschen auf Bedenken. Ohnehin haben manche Patienten eine große Angst vor Spritzen und befürchten heftige Schmerzen beim Setzen der Injektionen. Andere fürchten Schäden durch eine falsche Platzierung oder denken, die Kochsalz-Lösung könnte zu Irritationen im Körper führen.

Ich nehme solche Ängste stets sehr ernst und spreche ausführlich mit meinen Patienten darüber. Am einfachsten ist es, ihnen die Furcht vor großen Schmerzen bei der Behandlung zu nehmen, denn diese ist meist nach der ersten Sitzung ohnehin verschwunden. Im Laufe der Jahre habe ich mir eine Spritztechnik angeeignet, die dem Patienten möglichst wenig Schmerzen zufügt. Außerdem setze ich die 24 Injektionen relativ zügig, so dass die eigentliche Behandlung nicht sehr lange dauert und viel Zeit für Fragen, Erklärungen und Gespräche bleibt. Zudem sind die verwendeten Nadeln sehr dünn.

Trotzdem kann es natürlich sein, dass die Injektionen etwas schmerzen. Das liegt daran, dass das Kochsalz direkt in die Nähe der Nerven injiziert wird, die entzündet sind. Schließlich soll das Natriumchlorid ja helfen, diese Entzündungen zu beheben. So gibt es häufig einen kleinen, brennenden Schmerz, der aber bald wieder abklingt. Nach mehreren Sitzungen kann es sein, dass die Nerven insgesamt etwas sensibler werden und stärker auf die Injektionen reagieren. Bei manchen Patienten tritt ein warmes Gefühl im Rücken auf und sie fühlen sich direkt nach der Behandlung besser. Ein Soforteffekt, der aber leider meist nur kurzzeitig anhält. In all den Jahren, in denen ich unsere Therapie jetzt einsetze, ist es jedenfalls noch nie vorgekommen, dass ein Patient wegen Schmerzen bei der Verabreichung der Injektionen die Therapie abgebrochen hat. Bei den chronischen Schmerzen, die unsere Patienten oft über Jahre aushalten müssen, sind die kurzzeitigen »Leiden« während der Injektionen zu vernachlässigen. »Die leichten Schmerzen durch die Injektionen sind kein Problem, schließlich habe ich ja die Hoffnung, dass es mir danach besser geht«, so eine typische Äußerung, wenn ich während der Behandlung frage, ob die Schmerzen zu ertragen sind. Manche Patienten sind dann auch wirklich überrascht, wenn die Sitzung beendet ist. Durch unsere Gespräche abgelenkt, können sie gar nicht glauben, dass sie die 24 Injektionen schon hinter sich haben.

Abgesehen von dieser grundlegenden Angst vor Injektionen gibt es jedoch auch Patienten, die fürchten, dass durch die Injektionen entlang der Wirbelsäule an die Nerven eben diese zerstört würden, was zu Schädigungen des Körpers führen könnte. Eine Zerstörung von Nerven durch unsere Kochsalzinjektionen ist jedoch ausgeschlossen, das können wir hier mit gutem Gewissen sagen. Während der vielen tausend Behandlungen, die in meiner Praxis durchgeführt wurden, aber auch bei meinen Kollegen, ist es nicht einmal zu einem solchen Vorfall gekommen. Doch die genaue Kenntnis unserer Methode ist unabdingbar, um die Kanülen an den richtigen Punkten anzusetzen und auf diese Weise einen durchschlagenden Erfolg zu erzielen.

Auch die Kochsalz-Lösung,die wir injizieren, kann dem Körper nicht schaden. Wie wir bereits am Anfang des Buches ausführlich erklärt haben, handelt es sich hierbei um eine dem Körperwasser ähnliche Flüssigkeit, die keine negativen Nebenwirkungen hat. Unsere Injektionen enthalten jeweils einen Milliliter Flüssigkeit. Überlegungen, dass ein solches Depot in der Nähe eines Nervs Druck auf diesen ausüben könnte, haben sich ebenfalls nicht bewahrheitet.

Vor diesem Hintergrund müssen wir kaum Einschränkungen machen, was den Personenkreis angeht, der unsere Therapie in Anspruch nehmen kann. Wir haben Patienten aus jeder Altersgruppe, aus allen Berufen, Männer und Frauen und auch Kinder. Bei unseren jungen Patienten geht es in der Regel um rheumatische Erkrankungen. Für sie stellen wir einen eigenen Behandlungsplan auf.

Dennoch gibt es einige Patientengruppen, bei deren Behandlung einige Vorbereitungen getroffen werden müssen. Dabei handelt es sich vor allem um Menschen, bei denen die Gerinnungsfähigkeit des Blutes eingeschränkt ist. Ist die Gerinnungsfähigkeit des Blutes zu gering, dann ist die Gefahr groß, dass es während der Injektionen zu Blutungen kommt. Als unterste Grenze der Gerinnungsfähigkeit setzen wir einen Quick-Wert von 61 Prozent. Der Quick-Wert ist ein labortechnischer Test, der auf einfache Weise die Gerinnungsfähigkeit des Blutes misst. Bei gesunden Menschen gerinnt das Blut nach rund 15 Sekunden, dies entspricht einem Quick-Wert von 100 Prozent.

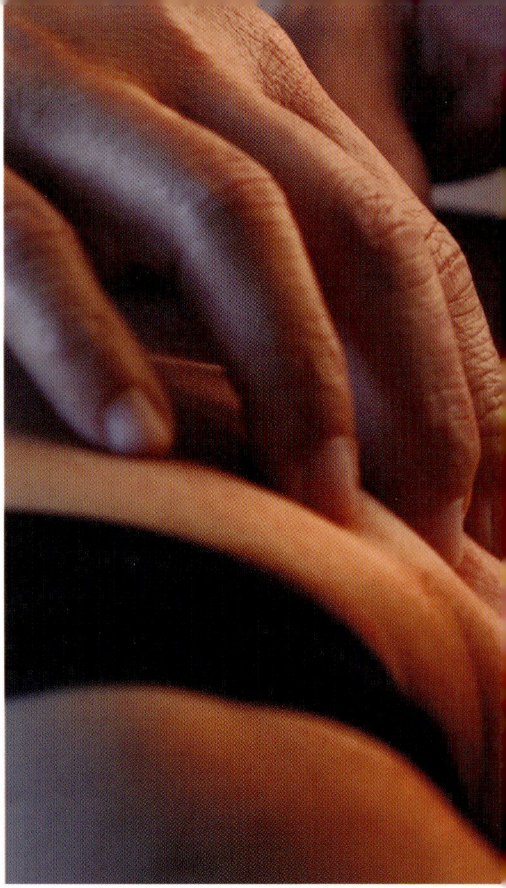

Doch auch hier muss man unterscheiden: Wenn die Gerinnungsfähigkeit des Blutes beispielsweise durch eine Schädigung der Leber vermindert ist und unter den eben genannten Wert gefallen ist, können wir nicht behandeln. Anders ist es, wenn die Gerinnungsfähigkeit durch Medikamente »künstlich« reduziert wird, beispielsweise durch Marcumar mit dem Inhaltsstoff Phenprocoumon. Marcumar wird beispielsweise bei Lungenembolie eingesetzt, nach einem Herzinfarkt und zur Verhinderung einer Thrombose. Denn in diesen Fällen kann die normale Gerinnung des Blutes, die beispielsweise zur Schließung einer Wunde wichtig ist, äußerst negative Folgen haben. Trotzdem habe ich mehrere Patienten, die Marcumar nahmen, erfolgreich behandelt. Das Marcumar muss dann aber unter ärztlicher Kontrolle abgesetzt werden, bis der Quick-Wert von 61 Prozent erreicht ist. Dann lässt sich unsere Therapie problemlos durchführen. Nach Abschluss der Therapie kann der Patient das Medikament ohne Schwierigkeiten wieder weiter nehmen.

Auch Patienten nach einer Organtransplantation können wir nicht behandeln. Hilft unsere Therapie doch gerade, das Immunsystem zu stärken, während es bei diesen Patienten darum geht, Abstoßungsreaktionen des eigenen Immunsystems zu unterdrücken. In der Regel nehmen solche Patienten entsprechende Medikamente. Unsere Therapie ist in einem solchen Fall leider kontraproduktiv.

Fassen wir also noch einmal kurz zusammen: Auch wenn Injektionen sicher nicht immer angenehm sind, von Kochsalz-Spritzen geht keine Gefahr aus. In den vielen Jahren, in denen diese Therapie inzwischen praktiziert wird, ist mir kein einziger Fall bekannt geworden, in denen unsere Spritztech-

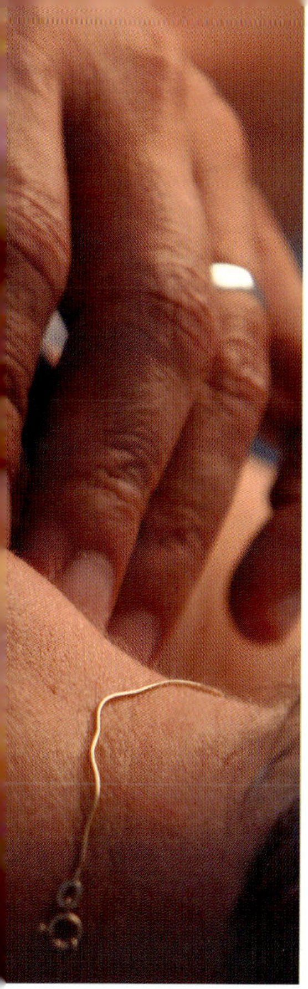

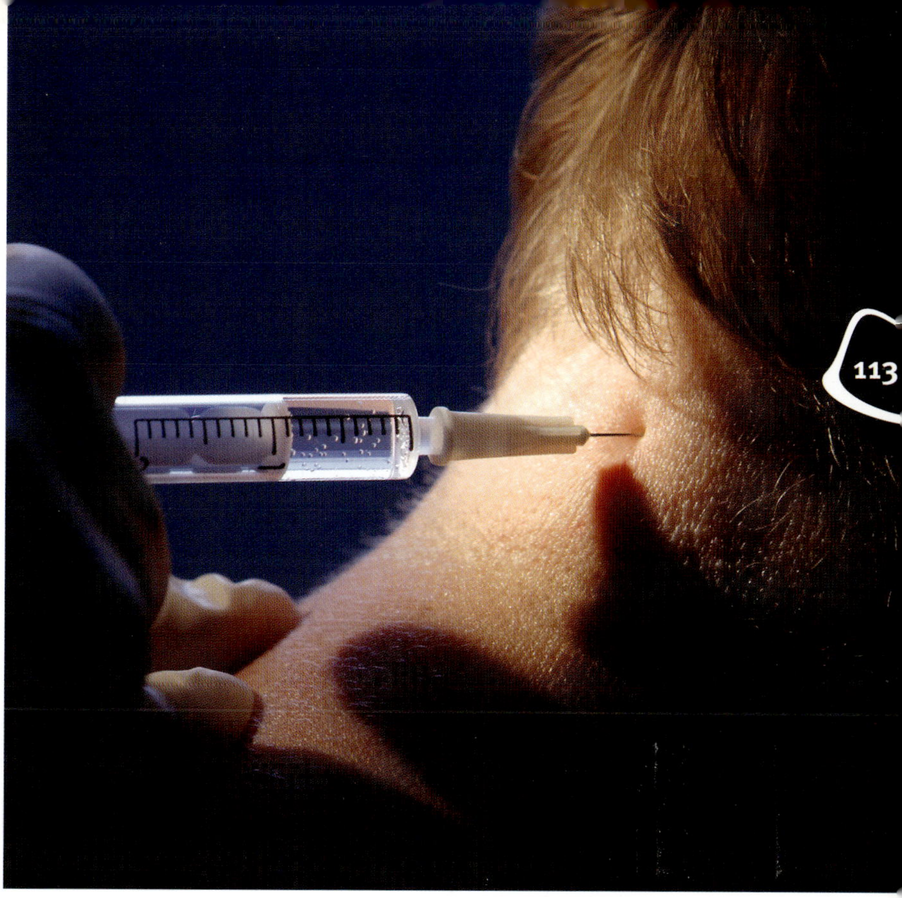

Die Kochsalz-Injektionen haben keine negativen Nebenwirkungen, weil es sich um eine ähnliche Flüssigkeit wie das Körperwasser handelt.

nik zu Schäden im Körper geführt hat, beispielsweise im Bereich der Nerven. Ich kann mich auch nicht erinnern, dass es beispielsweise zu Abszessen durch Infektionen gekommen ist. Wir achten peinlich genau auf eine ausreichende Desinfektion und arbeiten wirklich sorgfältig. Die langjährige Erfahrung tut ein Übriges. Die Kochsalz-Lösung, und das ist ja gerade ihr großer Vorteil, kann als körperwasserähnliche Flüssigkeit keine Gefahr für den Körper darstellen oder zu negativen Nebenwirkungen führen, wie wir noch ausführlicher im nächsten Kapitel ausführen werden. Nicht behandeln können wir wegen der zu großen Blutungsgefahr leider Patienten mit einem zu geringen Gerinnungsfaktor. Bei Patienten, die Medikamente einnehmen, die das Blut verdünnen, wie Marcumar, beispielsweise nach einem Herzinfarkt, ist trotzdem eine Behandlung möglich. In solchen Fällen ist jedoch eine ausführliche Beratung wichtig.

Haben Kochsalz-Injektionen negative Nebenwirkungen?

»Welche Nebenwirkungen haben Kochsalz-Injektionen?« – Diese Frage wird mir sehr häufig gestellt. Und immer wieder sind meine Patienten erstaunt über meine klare und kurze Antwort: »Keine«. Dabei ist diese Antwort bei näherer Betrachtung eigentlich sehr logisch und leicht nachzuvollziehen: Die von uns eingesetzte 0,9-prozentige isotonische Kochsalzlösung ist ähnlich wie eine körpereigene Flüssigkeit und kann Organe auf keinen Fall schädigen oder den Stoffwechsel stören. Auch allergische Reaktionen sind ausgeschlossen. In den vielen Jahren, in denen ich unsere Therapie praktiziere, ist nicht ein Fall vorgekommen, in dem eine unerwünschte Nebenwirkung aufgetreten ist.

Viele meiner Patienten können dies gar nicht glauben, haben sie doch häufig schon lange medikamentöse Behandlungen hinter sich, die ihre Wirkungen hinterlassen haben. Ich möchte an dieser Stelle betonen, dass ich keineswegs grundsätzlich gegen den Einsatz von Medikamenten gegen Schmerzen bin. Im Gegenteil: Bei akuten Schmerzen muss den Betroffenen schnell geholfen werden – und es müssen die entsprechenden Pharmaka zum Einsatz kommen. Ich weiß als ausgebildeter Facharzt für Pharmakologie – ein Fachbereich, der sich mit der Wirkung von Medikamenten auf den menschlichen Körper auseinandersetzt – jedoch auch, welche massiven Folgen eine länger andauernde Einnahme von Schmerzmitteln auf den Körper haben kann. Gerade deswegen bin ich so froh, mit unserer Kochsalz-Therapie eine Behandlungsmethode anbieten zu können, die Schmerzpatienten eine Perspektive bietet, dem Teufelskreis einer immer höheren Dosierung von Schmerzmitteln zu entkommen. Es gibt nicht selten Patienten, die täglich zwischen zehn bis 15 Tabletten Diclofenac einnehmen, um die Schmerzen zu lindern.

Da ich immer wieder danach gefragt werde, wie sich die unterschiedlichen Schmerzmittel auf den Körper auswirken und welche Nebenwirkungen sie haben, möchte ich im Folgenden kurz auf diese Fragen eingehen. Wir hatten schon erwähnt, dass allein in Deutschland rund 20 Millionen Menschen unter chronischen, ständig wiederkehrenden Schmerzen leiden. Die Behandlung mit Medikamenten gehört hier zum Standard. Die meisten Ärzte halten sich dabei an das Stufenschema der Weltgesundheitsorganisation (WHO).

In der ersten Stufe, bei mäßigen Schmerzen, erhalten die Patienten synthetische Schmerzmittel mit Wirkstoffen wie Paracetamol, Ibuprofen, Acetylsalicylsäure (ASS) oder Diclofenac. Alle diese Medikamente sind sehr wirksam, doch bei chronischen Schmerzen gibt es ein großes Problem: Bei längerer Einnahme von höheren Dosen kommt es zu massiven Nebenwirkungen. So kann Paracetamol die Nieren schädigen und ASS führt in hoher Dosierung unter Umständen zu Magengeschwüren. Deshalb erhalten viele Patienten, die diese Mittel nehmen, so genannte Protonenpumpenhemmer, um die Bildung der Magensäure zu verringern und so den Magen zu schützen. Doch auch die Protonenpumpenhemmer können bei Langzeiteinnahme erhebliche Nebenwirkungen haben, die von Verdauungsstörungen und Übelkeit über Entzündungen der Mundschleimhaut und Candida-Pilzinfektionen bis hin zu Leberentzündungen und Blutbildveränderungen reichen.

Trotzdem empfehle ich, Schmerzmittel zu bevorzugen, die nur einen Wirkstoff haben, denn dessen Wirkungen sind leichter berechenbar. Kombinationspräparate aus mehreren Wirkstoffen sind oft keine gute Wahl, denn sie enthalten häufig Koffein. Das soll die Wirkung verbessern – doch bis jetzt fehlt der wissenschaftliche Nachweis hierfür. Die Gefahr ist, dass Patienten durch das Koffein angeregt werden und deshalb möglicherweise häufiger zu den Mitteln greifen, ohne zu bedenken, dass sie mit dem Koffein auch die schädlichen Schmerzmittel schlucken. Langfristig bedeutet die Schmerzmitteleinnahme hohen Stress für Nieren und Leber, denn diese müssen mit den hohen Schmerzmitteldosen fertig werden. Deshalb gilt auch ein Nierenschaden als die gefährlichste Spätfolge der hoch dosierten Einnahme von Schmerzmitteln.

Für stärkere Schmerzen sieht der Stufenplan der WHO Mittel vor, die Opioide oder Opiate (= Opiumalkaloide u. deren Abkömmlinge, Opium = Schlafmohnprodukt) in ansteigender Stärke enthalten und die auch als Pflaster erhältlich sind. Diese Medikamente sind reine Schmerzmittel ohne Entzündungshemmung. Opiate dämpfen die Schmerzempfindung im Gehirn und werden deshalb auch zentral-wirksame Schmerzmittel genannt im Gegensatz zu Paracetamol oder Acetylsalicylsäure, die peripher-wirksam heißen. Opiate sind vergleichsweise nebenwirkungsarm. Trotzdem werden sie in Deutschland wegen der Suchtgefahr sehr zurückhaltend eingesetzt. Unerwünschte Nebenwirkung ist oftmals eine Verstopfung, die mit Beginn der Opioidtherapie entsprechend behandelt werden muss. Häufig treten auch Übelkeit und Erbrechen auf, die ebenfalls medikamentös zu behandeln sind. Manchmal sind die Patienten auch sehr müde und die Fahrtüchtigkeit kann eingeschränkt sein.

Vor diesem Hintergrund wird klar, warum viele unserer Patienten verzweifelt nach einer Möglichkeit suchen, ihre Schmerzen ohne die ständige Einnahme von Schmerzmitteln zu bekämpfen. Da häufig Patienten zu uns kommen, die schon seit Jahren entsprechende Mittel nehmen, ist bei vielen auch schon eine seelische Abhängigkeit gegeben. Sie glauben, ohne starke Medikamente nicht mehr auskommen zu können. Andere leiden neben ihren chronischen Schmerzen bereits unter massiven Magengeschwüren oder klagen über Probleme bei der Leber und den Nieren.

Trotzdem kann es sinnvoll sein, vor allem in der ersten Phase der Behandlung, die Wirksamkeit der Therapie mit Schmerzmitteln zu unterstützen – also in der Periode, in der möglicherweise die Schmerzen eher noch zunehmen. Ich favorisiere dann allerdings pflanzliche Mittel, die in der Regel gut vertragen werden und bei denen wenig Nebenwirkungen zu erwarten sind. Allerdings ist ihre Wirkung auch nicht so stark.

Gute Erfahrungen habe ich beispielsweise mit Teufelskralle-Präparaten gemacht. Dabei sind die medizinisch wichtigen Bestandteile nicht die Namen gebenden leuchtend roten Blüten, sondern die Wurzeln. In den bis zu 600 Gramm schweren Speicherknollen befinden sich die schmerzlindernden Wirkstoffe. Teufelskralle wirkt allerdings nicht immer so schnell wie die synthetischen Medikamente, sondern entfaltet die volle Wirkung erst nach vier bis fünf Wochen. Diese Langzeitwirkung ist jedoch charakteristisch für pflanzliche Mittel.

Auch die Weidenrinde ist ein schon lange bekanntes Heilmittel bei Schmerzen. Welcher Hauptwirkstoff hinter dem Heileffekt der Weide steckt, fand die Forschung erst 1828 heraus. Die Entdecker nannten die Substanz, die aus bitter schmeckenden Kristallen besteht, Salicin. Leicht abgewandelt als Salicylsäure galt der Stoff bald als erschwingliches, gut wirksames Heilmittel. Leider war es eines mit starken Nebenwirkungen wie Brechreiz und Magenbluten. Erst 1897 fand der Wissenschaftler Felix Hoffmann einen Weg, das Medikament verträglicher zu machen. Er veränderte es zu Acetylsalicylsäure, kurz ASS. ASS wurde zum Wirkstoff in Aspirin. Inzwischen wird der Wirkstoff längst synthetisch hergestellt.

Doch damit ist die Weide, die am Anfang der Entwicklung stand, nicht überflüssig geworden. Noch immer wird der Baum in Plantagen angebaut, um aus Rinde und Holz ein natürliches pflanzliches Schmerzmittel zu gewinnen. Der Vorteil: Es ist oft besser verträglich als das synthetische Aspirin.

Ein weiterer pflanzlicher Wirkstoff, der vor allem gegen Arthrose eingesetzt wird, ist Capsaicin. Auch wenn dieser Name den meisten Menschen zunächst nichts sagen mag, sind sie ihm wahrscheinlich trotzdem in seiner wohl bekanntesten Form schon einmal begegnet. Denn es handelt sich hier um jenen Inhaltsstoff, der dem Cayennepfeffer seine Schärfe gibt. Dass Capsaicin die Durchblutung steigert, wissen wir schon eine Weile. Trägt man Capsaicin jedoch auf eine schmerzleitende Nervenfaser auf, stimuliert er diese so lange, bis die Nervenfaser erschöpft ist und keine Schmerzsignale mehr überträgt. Deshalb ist er für chronische Schmerzpatienten sehr wertvoll.

Chemische Schmerzmittel, das habe ich versucht in diesem Kapitel zu vermitteln, sind unverzichtbar und nicht grundsätzlich abzulehnen. Für die chronischen Schmerzpatienten, die unsere Praxis aufsuchen, sind jedoch die heftigen Nebenwirkungen, die sie bei längerer Einnahme erzeugen, ein großes Problem. Pflanzliche Schmerzmittel verursachen weniger Nebenwirkungen, dafür ist ihre Wirksamkeit oft nicht so groß. Diese Problematik einer Schmerzbehandlung auf medikamentöser Basis ist ein Grund für den Erfolg unserer Kochsalz-Therapie: Denn sie bietet eine wirksame Behandlung ganz ohne Nebenwirkungen.

Die Grenzen der Kochsalz-Therapie

Die Grenzen der Kochsalz-Therapie lassen sich sehr einfach definieren: Wir können Krankheiten behandeln, bei denen die Schmerzen mittel- oder umittelbar durch Entzündungen der Nerven verursacht werden. Im Verlauf dieses Buches haben wir ausführlich die wichtigsten Krankheitsbilder dargestellt, die wir in unserer Praxis therapieren, wie Rückenschmerzen, Bandscheibenleiden, aber auch Migräne und Rheuma. In einem gesonderten Kapitel sind wir auf Krankheiten wie Allergien und Tinnitus eingegangen, bei denen unsere Therapie auch zahlreiche Erfolge aufzuweisen hat.

Doch gibt es natürlich noch eine ganze Reihe weiterer gesundheitlicher Probleme, die von Entzündungen der Nerven herrühren können. Gehen wir systematisch vor und beginnen wir mit dem Bereich der Lendenwirbelsäule. Eine Funktionsstörung der Nerven, die in diesem Bereich aus der Wirbelsäule austreten, verursacht vor allem Ischialgie, Lumboischialgie und die Lumbalgie, Krankheiten, die große Schmerzen an der Lendenwirbelsäule, in den Hüften oder in den Beinen zur Folge haben und die wir alle in unserer Praxis behandeln. Doch können Durchblutungsstörungen in diesem Bereich durchaus auch noch andere Krankheiten verursachen, zum Beispiel Gelenkschwellungen oder auch kalte Füße – im Übrigen ein Leiden, über das viele unserer Patienten klagen, das sie aber eigentlich nicht als Krankheit, sondern eher als Schicksal betrachten. Trotzdem freuen sie sich natürlich, wenn die kalten Extremitäten nach der Behandlung beispielsweise eines Bandscheibenvorfalls quasi »nebenbei« verschwinden.

Auch bei der Prostatavergrößerung können Nervenentzündungen Einfluss haben. Diese Krankheit macht den Betroffenen das Leben zur Qual, vor allem dadurch, dass man ständig, auch nachts, die Toilette aufsuchen muss. Grund: Die Blase entleert sich nie vollständig. Es besteht zudem die große Gefahr, dass sich dieser »Restharn« von der Blase wieder zurückstaut. Das kann die Niere in Gefahr bringen. Eine Operation in diesem Bereich birgt immer die Gefahr einer dauernden Impotenz und Inkontinenz. Auch hier haben sich im Rahmen meiner Behandlungen immer wieder positive Effekte ergeben, obwohl ich Prostatavergrößerungen nicht zu den Indikationen zähle, die ich in meiner Praxis betreue. Ich erinnere mich in diesem Zusammenhang gern an ein Ehepaar aus Norddeutschland, das zu mir kam. Behandelt werden sollte eigentlich nur die Frau, die unter schweren Rückenschmerzen litt. Doch auch ihr Gatte, der bis vor kurzem ein kleines Unternehmen geführt hatte, war von unserer Therapie und ihren Möglichkeiten ganz begeistert. Er hatte sich ausführlich informiert und davon gehört, dass unsere Behandlungsmethode auch bei einer Prostatavergrößerung, ein Problem, das ihm schwer zu schaffen machte, anschlägt. Ich erklärte ihm, dass ich mich bei der Anwendung der Kochsalz-Therapie eigentlich auf die eben beschriebenen, vier wesentlichen Krankheitsbilder konzentriere. Doch auf seinen ausdrücklichen Wunsch hin behandelte ich ihn mit Kochsalz-Injektionen. Der Ablauf unterscheidet sich in einem solchen Fall nicht, da der Behandlungsansatz der gleiche ist wie beispielsweise bei einer Lumbalgie. Die Entzündungen an den Nerven sollen abheilen und auf diese Weise zu einer besseren Durchblutung führen. Als seine Frau einige Monate später zu einer Auffrischungsbehandlung kam und wir uns wieder trafen, zeigte sich mein Patient äußerst zufrieden. Die Prostatavergrö-

Von der Halswirbelsäule aus können Kopfschmerzen und Migräne behandelt werden.

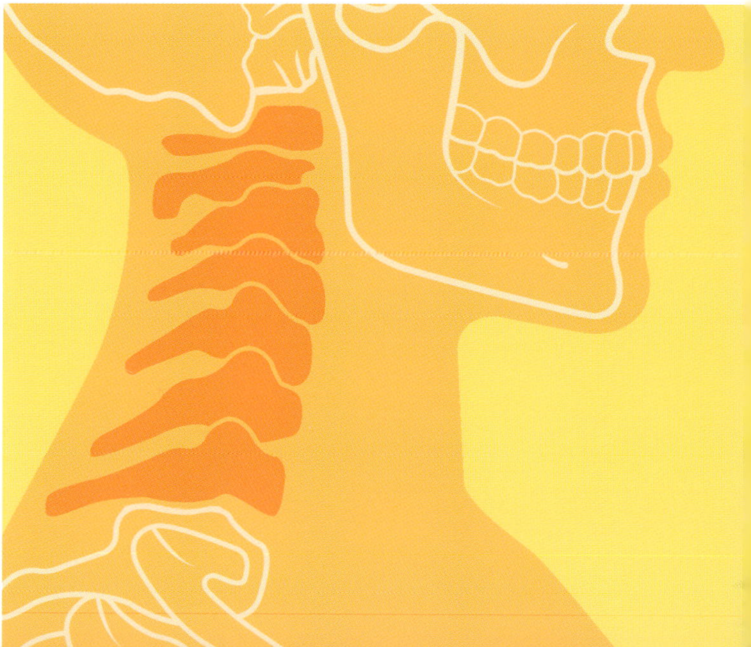

ßerung war praktisch verschwunden, die quälende nächtliche Rennerei auf die Toilette hatte ein Ende.

Von der Halswirbelsäule aus werden in unserer Praxis vor allem Kopfschmerzen und cervikale Migräne behandelt, wie wir bereits ausführlich geschildert haben. Weitere Leiden, die wir therapieren, sind das Halswirbelsäulen (HWS)- und das Brustwirbelsäulen-Syndrom. Das HWS-Syndrom führt zu schlimmen Schmerzen an Kopf, Nacken und Schultergürtel, das Brustwirbelsyndrom ist deshalb besonders gefährlich, da es auch Auswirkungen auf Herz und Lunge haben kann.

Regelmäßig kommen Patienten in unsere Praxis, die einen Tennis- oder Golferarm haben. Dabei sollte man sich von diesem Namen nicht irreleiten lassen, denn diese Krankheit kann nicht nur Tennis- und Golfspieler treffen. Es sind falsche und zu starke Belastungen von Fingern und Hand, die zu diesen Schmerzen führen. Bei Fehlhaltung und Überbelastung des Sehnenapparates treten kleine Verletzungen auf, die man zunächst überhaupt nicht wahrnimmt. Irgendwann wird es jedoch zu

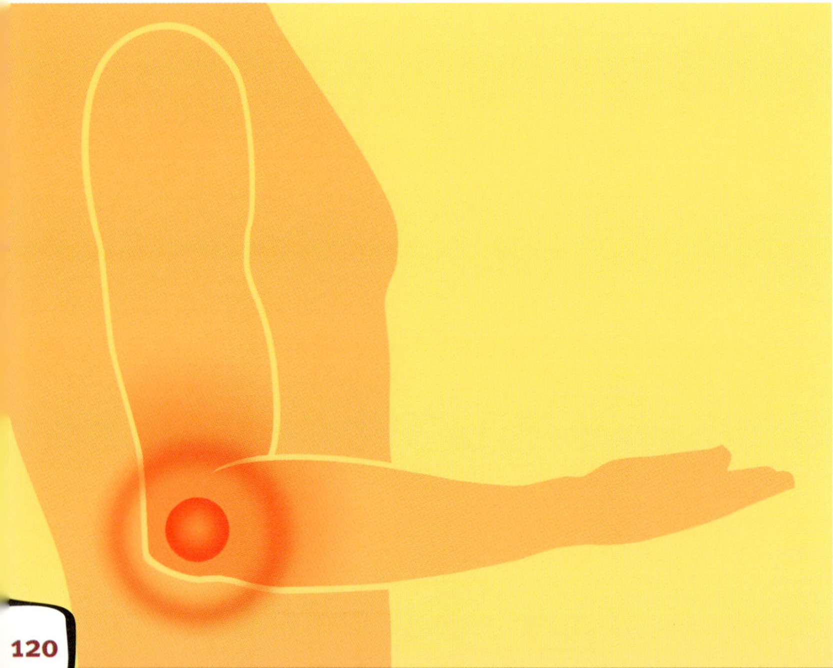

Tennis- oder Golferarm gehen auf eine Fehlhaltung oder Überbelastung des Sehnenapparates zurück.

viel. Dann melden die nächsten Schmerzrezeptoren, dass etwas nicht in Ordnung ist. Und diese Nervenenden liegen rund um einen kleinen Knochen, den Epicondylus. Tennisarm heißt das Phänomen, weil es bei einem begeisterten Hobby-Tennisspieler untersucht wurde, dabei frönen die wenigsten Tennisarm-Betroffenen dem weißen Sport. Der Tennisarm könnte ebenso gut »Schraubendreherarm« oder »Tapetenabzieharm« oder jetzt im Computerzeitalter »Mausarm« heißen. Der Golferarm, um diesen auch kurz zu erwähnen, weist ähnliche Symptome auf, die Schmerzen hier treten allerdings auf der Gegenseite des Ellenbogens auf.

In der Regel werden »Tennisarme« konservativ behandelt. Die Therapieformen sind bekannt. Sie reichen von Ruhigstellung über elektromechanische Stimulation, Kortisoninjektionen, Salbenverbände bis zur Stoßwellentherapie. Wenn diese Maßnahmen nicht anschlagen, droht oft eine Operation. Ein solcher Eingriff sollte jedoch die letzte Alternative sein.

Wenigstens kurz möchte ich noch das Thema Diabetes ansprechen. Für diese Krankheit sind Störungen der Bauchspeicheldrüse zuständig, deren Langerhans'schen Zellen für die Produktion von Insulin sorgen. Eine mögliche Entzündung der Bauchspeicheldrüse kann mit perineuralen Injektionen von Kochsalzlösung bekämpft werden. Gerade kürzlich überraschte mich eine Patientin mit der Mitteilung, dass ihre Blutzuckerwerte sich deutlich verbessert hätten. Ich erwähne diese Erfahrungen aber nur, um zu zeigen, wie breit das Wirksamkeitsspektrum der Kochsalz-Injektionen ist – und wie positiv sich die Behandlung auch auf andere Krankheiten auswirken kann, die nicht zum Behandlungsbereich unserer Praxis zählen.

Ich hoffe, ich konnte in diesem Kapitel die Bandbreite der Krankheiten aufzeigen, die durch unsere Therapie positiv beeinflusst werden. Doch gibt es natürlich immer noch eine große Anzahl von Erkrankungen, für die die Kochsalz-Therapie nichts tun kann. So können wir keine Schmerzen behandeln, die beispielsweise bei Krebserkrankungen entstehen. Auch Schmerzen nach einem Hirn- oder Herzinfarkt fallen nicht in unseren Kompetenzbereich. Und »Nein« sagen müssen wir auch bei Anfragen, die sich auf Schmerzen nach jedweder Art von Verletzungen beziehen.

Die Krankenkassen und die Kochsalz-Therapie

Eine wichtige Frage für viele Patienten ist die Frage nach der Kostenübernahme unserer Therapie durch die Krankenkassen. Ein Problem, das ich durchaus verstehe, zahlen wir doch Monat für Monat einen erheblichen Teil unseres Einkommens an die Kassen, damit diese uns im Krankheitsfall unterstützen. Doch meine Antwort auf diese Frage muss leider negativ ausfallen: In den weitaus meisten Fällen wird unsere Kochsalz-Therapie nicht von den gesetzlichen Krankenkassen bezahlt. Die Begründung ist eigentlich immer dieselbe: Die medizinische Wirksamkeit unserer Therapie sei nicht wissenschaftlich bewiesen.

»Wer heilt, hat Recht«, heißt ein altes lateinisches Sprichwort, das in Deutschland jedoch leider nicht gilt. Unsere Therapie beruht auf Erfahrungswerten, die in den Praxen, die die Kochsalz-Methode praktizieren, gesammelt wurde – in nun fast 20 Jahren. Aber: Wir sind Praxisärzte und keine Forscher. Wir haben weder das Geld noch die technischen und personellen Möglichkeiten, in teuren jahrelangen Forschungsarbeiten den theoretischen Beweis für unsere Therapie anzutreten. Dabei gibt es durchaus Möglichkeiten, Nervenaktivitäten zu messen, indem man elektrische Impulse beim Menschen mittels Mikroelektroden erfasst. Doch das wissenschaftliche Interesse ist gering. Außerdem stehen hinter unserer Behandlungsmethode keine potenten Chemie- und Pharmakonzerne, da wir auf naturheilkundlicher Basis behandeln.

Im Jahr 1998 wurde über eine mögliche Aufnahme der Kochsalz-Therapie im Bundesausschuss der Ärzte und Krankenkassen beraten, nachdem sich immer mehr Patienten erfolgreich dieser Therapie unterzogen. Doch die Finanzierung wurde von diesem Gremium abgelehnt. Eine Entscheidung, die mich damals nicht überraschte, denn dieser Ausschuss wird von Schulmedizinern dominiert und bei den Krankenkassen stand schon damals das Sparen hoch im Kurs. Wobei die Kassen meiner Meinung nach eine Milchmädchenrechnung aufmachen: Denn wie häufig wird durch den Einsatz unserer Therapie eine Operation vermieden mit hohen Kosten auch für die darauf folgende Rehabilitation. Und was ist mit den Menschen, die durch unsere Behandlung weiter arbeiten konnten und sich nicht in die Berufsunfähigkeit verabschiedeten – auch das sind Kosten, die von der Solidargemeinschaft hätten übernommen werden músssen.

Vor allem Anfang der neunziger Jahre, als ich noch bei Dr. Desnizza in Baden-Baden arbeitete, gab es mehrere Prozesse, in denen Patienten gegen ihre Kassen für die Übernahme der Kosten stritten. Da die Richter als Nichtmediziner auf Fachwissen angewiesen waren, entschieden Gutachten diese Verfahren. Meist waren es Ärzte aus Universitätskliniken, die diese Gutachten erstellten, ohne auch nur einmal in unserer Praxis anzurufen oder sich mit einem unserer Patienten zu unterhalten.

Es gab auch immer wieder Streit um die so genannte »Wissenschaftlichkeitsklausel« in den Versicherungsbedingungen der privaten Krankenversicherungen, die von verschiedenen Gerichten für unwirksam erklärt wurde. Die Richter erklärten: Es seien nicht nur Methoden zu bezahlen, die allgemeine wissenschaftliche Anerkennung gefunden hätten, sondern auch solche, die aufgrund der Erfahrung als erfolgversprechend einzustufen seien.

Für Dr. Desnizza war die wissenschaftliche Anerkennung seiner Methode sehr wichtig und er war sehr ungehalten darüber, dass die Kassen seine Methode nicht erstatteten. Ich kann das nachvollziehen, vor allem wenn man bedenkt, dass es in vielen Fällen günstiger für die Kassen gewesen wären, unsere Therapie zu bezahlen, als das Geld für teure Operationen und Kuren aufzubringen, die teilweise noch nicht einmal den gewünschten Erfolg bringen.

Doch aufgrund der chronischen Probleme unseres Gesundheitswesens sehe ich im Moment kaum Chancen, dass neue naturheilkundliche Methoden in den Leistungskatalog der Kassen aufgenommen werden. Natürlich unterstütze ich Patienten bei ihren Gesprächen mit den Kassen, stelle Unterlagen über unsere Therapie zur Verfügung und schreibe Kostenvoranschläge. Hilfreich sind auch Atteste der behandelnden Hausärzte oder Orthopäden, die vom Erfolg einer Behandlung berichten. Doch letztendlich ist es die Entscheidung eines jeden Patienten, ob ihm seine Gesundheit die Kosten der Therapie wert ist. Ich trage das meine dazu bei, indem ich die Kosten für meine Therapie seit Jahren stabil halte.

Da sie die Kosten in der Regel selber tragen müssen, entscheiden sich meine Patienten sehr bewusst und überlegt dazu, unsere Behandlungsmethode in Anspruch zu nehmen. Sie sind in der Regel sehr informiert, fragen viel und sind vom Erfolg überzeugt. Es gibt nur sehr selten Patienten, die die Behandlung abbrechen, Termine nicht einhalten oder nur sehr unzuverlässig zu den Sitzungen kommen. Auch die innere Einstellung trägt erheblich zum Erfolg einer Therapie bei.

Obwohl die Kassen die Kosten nicht übernehmen, kommen Patienten aus allen gesellschaftlichen Gruppen zu uns. So behandeln wir viele Handwerker und Facharbeiter, die ihr Leben lang körperlich hart gearbeitet haben und deshalb häufig mit Bandscheibenproblemen kämpfen. Da unsere Praxis in einem der größten Weinanbaugebiete Deutschlands liegt, suchen uns auch sehr häufig Winzer auf, für die ein Leben ohne die anstrengende Arbeit in den Weinbergen kaum vorstellbar ist. Und deren Freude immer wieder groß ist, wenn sie ihren Beruf nach unserer Behandlung wieder ausüben können – auch wenn wir schon zu etwas Zurückhaltung mahnen.

Doch auch Männer und Frauen, die vorwiegend in Büros arbeiten, haben oft Probleme mit der Wirbelsäule und viele unserer Schmerzpatienten suchen uns schon in jungen Jahren auf, wenn sie noch mitten im Beruf stehen. In Einzelfällen bringen Eltern sogar ihre Kinder in unsere Praxis.

Für die meisten unserer Patienten ist es auch nicht wichtig, ob unsere Methode wissenschaftlich belegt ist. Sie vertrauen auf die Menschen, die ihnen unsere Behandlungsmethode empfohlen haben. Denn auf diese Weise finden die weitaus meisten Patienten den Weg zu uns. Oft sind es im Laufe der Jahre ganze Familien, die wir kennen lernen. Der Vater schickt den Sohn, der Unternehmer seinen Mitarbeiter, die Lehrerin die Kollegin, der Handwerker seinen Kunden. So hören wir nach Jahren auch häufig etwas über unsere früheren Patienten, über ihre gesundheitliche Situation und wie es ihnen geht, was uns natürlich immer freut.

Um noch einmal auf die eingangs gestellte Frage einzugehen: Wir bedauern es natürlich, dass unsere Therapiemethode von den Kassen nicht anerkannt und erstattet wird. Wir teilen dieses Schicksal jedoch mit einer ganzen Reihe naturheilkundlicher Verfahren, die bei anderen Krankheitsbildern zum Einsatz kommen und die genauso wirksam sind wie die Kochsalz-Therapie. Denn leider hat die Anerkennung

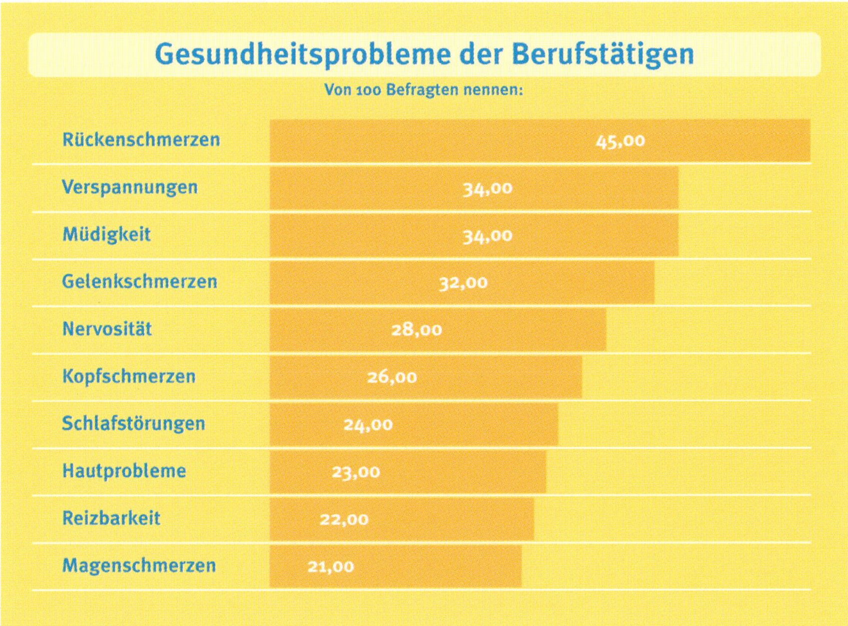

Quelle: AOK
© Kartographie Peh & Schefcik

durch die Kassen nur sehr wenig mit der Qualität einer Behandlungsmethode zu tun. Aufgrund der schwierigen Situation unseres Gesundheitssystems wird es leider immer weniger naturheilkundliche Methoden geben, die von den Kassen finanziert werden. Es gibt sogar schon eine ganze Reihe fortschrittlicher schulmedizinischer Verfahren, die wissenschaftlich belegt sind und trotzdem keinen Eingang in die kassenärztlichen Leistungen gefunden haben – weil sie den Kassen einfach zu teuer sind. Unsere Patienten entscheiden sich deshalb nach ausführlichem Abwägen des Für und Wider für unsere Therapie, wir bieten als Entscheidungshilfe vorab ausführliche kostenlose Gespräche an.

ALLERGIE: eine überschießende und unerwünschte Abwehrreaktion des körpereigenen Immunsystems auf bestimmte harmlose Umweltstoffe (Allergen = allergieauslösender Stoff). Durch diese Reaktion zwischen den körpereigenen Abwehrzellen (Antikörper) und den Allergenen wird ein körpereigener Stoff, das Histamin, aus den Zellen freigesetzt und verursacht Entzündungszeichen wie Schnupfen, Niesreiz, gerötete Augen, Abgeschlagenheit.

ANALGETIKA: schmerzstillende Medikamente

ARTHRITIS: Gelenkentzündung

ARTHROSE/ARTHROSIS DEFORMANS: Gelenkverschleiß oder Gelenkabnutzung. Von dem Verschleiß ist insbesondere der Gelenkknorpel betroffen. Folge einer Arthrose kann eine zunehmende Deformation (Verformung) des Gelenks sein.

GONARTHROSE: Kniegelenkarthrose

COXARTHROSE: Hüftgelenkarthrose

SPONDYLARTHROSE: Arthrose der Wirbelsäule

OMARTHROSE: Schultergelenkarthrose

HEBERDEN-ARTHROSE: Arthrose der Fingerendgelenke

BANDSCHEIBEN/DISCUS INTERVERTEBRALIS: knorpelige Scheiben zwischen zwei Wirbelknochen. Sie bestehen aus einem äußeren Ring aus Bindegewebe (Anulus fibrosus) und einem inneren Gallertkern (Nucleus pulposus). Sie haben die Funktion eines elastischen Stoßdämpfers für die Wirbelsäule.

BANDSCHEIBENVORFALL (BSV)/DISKUSPROLAPS/NUKLEUS-PULPOSUS-PROLAPS (NPP): Durch Risse im Anulus fibrosus tritt die Gallertkernmasse aus und kann das Rückenmark oder die Nervenwurzel komprimieren und dadurch starke Schmerzen verursachen.

BANDSCHEIBENVORWÖLBUNG/DISCUSPROTRUSION: Falls die vorgefallene Masse des Gallertkerns relativ gering und der äußere Ring intakt ist, spricht man von Vorwölbung

BANDSCHEIBENOPERATION: operative Entfernung der Bandscheibe (Nukleotomie = Entfernung des Nukleus pulposus), um das komprimierte Nervengewebe zu entlasten. Alternativ dazu kann man den vorgefallenen Teil der Bandscheibe mit Hilfe von chemischen Substanzen auflösen – in diesem Fall spricht man von einer Chemonukleolyse – oder mit einem Laserstrahl veröden.

COMPUTER-TOMOGRAPHIE (CT): Schichtaufnahmen des Körpers mit Hilfe von computergesteuerter Röntgenstrahlung.

DR. MED. VOLKER DESNIZZA: Ein niedergelassener Arzt aus Baden-Baden, bei dem ich lange Jahre als leitender Arzt tätig war. Er hat die Kochsalz-Therapie bekannt gemacht und zum Erfolg geführt. Er nannte die Therapie auch neurotopische Therapie nach Desnizza. Er verstarb im Jahre 1999.

KAUDA-SYNDROM: Lähmung verbunden mit Sensibilitätsstörungen an den Beinen sowie Blasen- und Mastdarmfunktionsstörungen. In diesem Fall ist eine Notoperation unumgänglich.

KERNSPINTOMOGRAPHIE/NUKLEARMAGNETISCHE RESONANZ (NMR)/MAGNET-RESONANZ-TOMOGRAPHIE (MRT): Im Gegensatz zur Computer-Tomographie wird hier keine Röntgenstrahlung, sondern ein starkes Magnetfeld verwendet. Deshalb entsteht bei einer Kernspintomographie für den Körper keine Strahlenbelastung.

LUMBALGIE/LUMBAGO: Lendenschmerz, sog. Hexenschuss

ISCHIALGIE/ISCHIAS/ISCHIAS-SYNDROM: Schmerzen im Bereich des Nervs ischiadicus mit einer Schmerzausstrahlung ins Bein.

LUMBO-ISCHIALGIE: Lendenschmerz verbunden mit einer Schmerzausstrahlung ins Bein.

MIGRÄNE: Migräne, vermutlich die schlimmste Form der Kopfschmerzen, ist ein attackenartig wiederkehrender, pulsierender, pochender, stechender und einseitiger Kopfschmerz – oft begleitet von Übelkeit, Erbrechen, erhöhter Licht- und Geräuschempfindlichkeit. Es gibt zwei Arten von Migräne: Migräne mit und ohne Aura. Die Migräne ohne Aura ist am häufigsten (ca. 85–90 Prozent). Als Aura bezeichnet man die vor dem Migräneanfall auftretenden visuellen und motorischen Störungen wie Verschwommensehen, zackenartige Blitze oder Flimmern am Rand des Gesichtsfeldes, Gesichtsfeldausfall sowie Sprachstörungen oder eine Schwäche im Bein. Die Symptome dauern meist zwischen 10 und 60 Minuten. Die Ursache der Migräne ist noch nicht eindeutig geklärt. Neben der genetischen Veranlagung spielen auch andere Faktoren als Auslöser eine Rolle wie Stress, Rotwein, Schokolade, bestimmte Käsesorten oder die Menstruation. Als Favorit gilt zur Zeit die Theorie der Störung des Serotonin-Gleichgewichts im Gehirn. Serotonin ist ein Botenstoff, der in den Nervenzellen gespeichert wird und bei der Erregung der Nervenzelle ausgeschüttet wird. Auf diese Weise werden die Signale (stimulierend oder hemmend) an Organe wie Blutgefäße, Lunge, Nieren, Herz, Magen-Darm-Trakt und Skelettmuskulatur weitergeleitet. Die Störung im

Serotonin-Gleichtgewicht führt zu einer Entzündung der Blutgefäße im Gehirn und in der Hirnhaut und dies löst eine ganze Kettenreaktion aus, die zunächst eine Gefäßengstellung (Vasokonstriktion) bewirkt. Das könnte das Auftreten einer Aura als Folge einer verminderten Durchblutung bestimmter Hirnareale erklären. Danach kommt es zu einer Gefäßweitstellung (Vasodilatation) mit den damit verbundenen Kopfschmerzen.

MORBUS BECHTEREW: *eine rheumatische Form mit Befall der Wirbelsäule. Betroffen sind Darm-Kreuzbeingelenke (Iliosakralgelenke, abk. ISG), Schambeinfugen, Zwischenwirbelgelenke und deren Bandapparate.*

MORBUS REITER (HANS REITER, BAKTERIOLOGE, LEBTE IN BERLIN, KASSEL 1881–1969): *eine rheumatische Erkrankung mit drei klinischen Symptomen: Arthritis (Gelenkentzündung), Urethritis (Harnröhrenentzündung) und Konjunktivitis (Augenbindehautentzündung).*

NERVENWURZEL: *Der Anfangsteil der Nervenbahnen gleich nach der Verzweigung aus dem Rückenmark und nach ihren Austrittsstellen zwischen den Wirbeln (Foramina intervertebrales).*

QUICK-WERT: *Angabe zur Gerinnungszeit des Blutes in Prozent. Normalwerte: 70–100 Prozent. Unter der Behandlung mit Gerinnungshemmern wie Marcumar sollte der Quick-Wert bei 20–25 Prozent der Norm liegen.*

RHEUMA: *Rheuma ist keine einheitliche Krankheit, sondern ein Sammelbegriff für unterschiedliche entzündliche Erkrankungen des Bewegungsapparates, der inneren Organe und des Bindegewebes. Die rheumatische Erkrankung ist – entgegen der weitläufigen Meinung - keine Krankheit von älteren Menschen, sie kann in jedem Lebensalter auftreten. Sie stellt eine sehr ernsthafte Krankheit dar und gehört nach dem heutigen Stand der Forschung zu den so genannten Autoimmunerkrankungen. Das bedeutet, das Immunsytem bekämpft die eigenen Körperzellen und verursacht dadurch eine chronische Entzündung. Die häufigste rheumatische Erkrankung ist die rheumatoide Arthritis (Arthritis = Gelenkentzündung), die früher als chronische Polyarthritis (poly = viel) bezeichnet wurde. Wenn Ärzte von Rheuma sprechen, meinen sie in der Regel die rheumatoide Arthritis. Siehe auch M. Bechterew, M. Reiter.*

SPINALKANALSTENOSE: *Verengung des Spinalkanals, z. B. durch einen Bandscheibenvorfall (Spinalkanal: Rückenmarkkanal, Stenose: Verengung)*

TINNITUS: *ein andauerndes Ohrgeräusch, das nicht durch ein Schallereignis ausgelöst wird. Besonders in den letzten Jahrzehnten ist die Anzahl der Betroffenen in den westlichen Ländern dramatisch angestiegen. Die Ursachen sind sehr vielfältig, es gibt auch Fälle ohne erkennbare Ursache. Bisher ist leider noch keine Therapie mit einer medizinisch nachgewiesenen Wirksamkeit bekannt. Man sollte trotzdem mit einem Therapieversuch so früh wie möglich anfangen, da dies die Heilungschancen erhöht.*

WIRBELSÄULE/COLUMNA VERTEBRALIS: *Die menschliche Wirbelsäule besteht aus 7 Halswirbeln (Vertebrae cervicales, im medizinischen Fachbegriff abgekürzt als C1-C7), 12 Brustwirbeln (Vertebrae thoracicae, med. Abk. Th1-Th12), 5 Lendenwirbeln (Vertebrae lumbales, med. Abk. L1-L5), 5 zum Kreuzbein (Os sacrum) verschmolzenen Kreuzbeinwirbeln (Vertebrae sacralis, med. Abk. S1-S5), sowie 4-5 rudimentären und auch verschmolzenen Steißwirbeln (Vertebrae coccygeae).*

Unsere Adresse:

Privatpraxis
Dr. med. Benny Widjaja-Cramer
Landauer Straße 43
67434 Neustadt / Weinstraße

Telefon 0 63 21 / 48 18 16
Fax 0 63 21 / 48 18 17
widjaja-cramer@t-online.de
www.schmerzfrei-durch-kochsalz.de

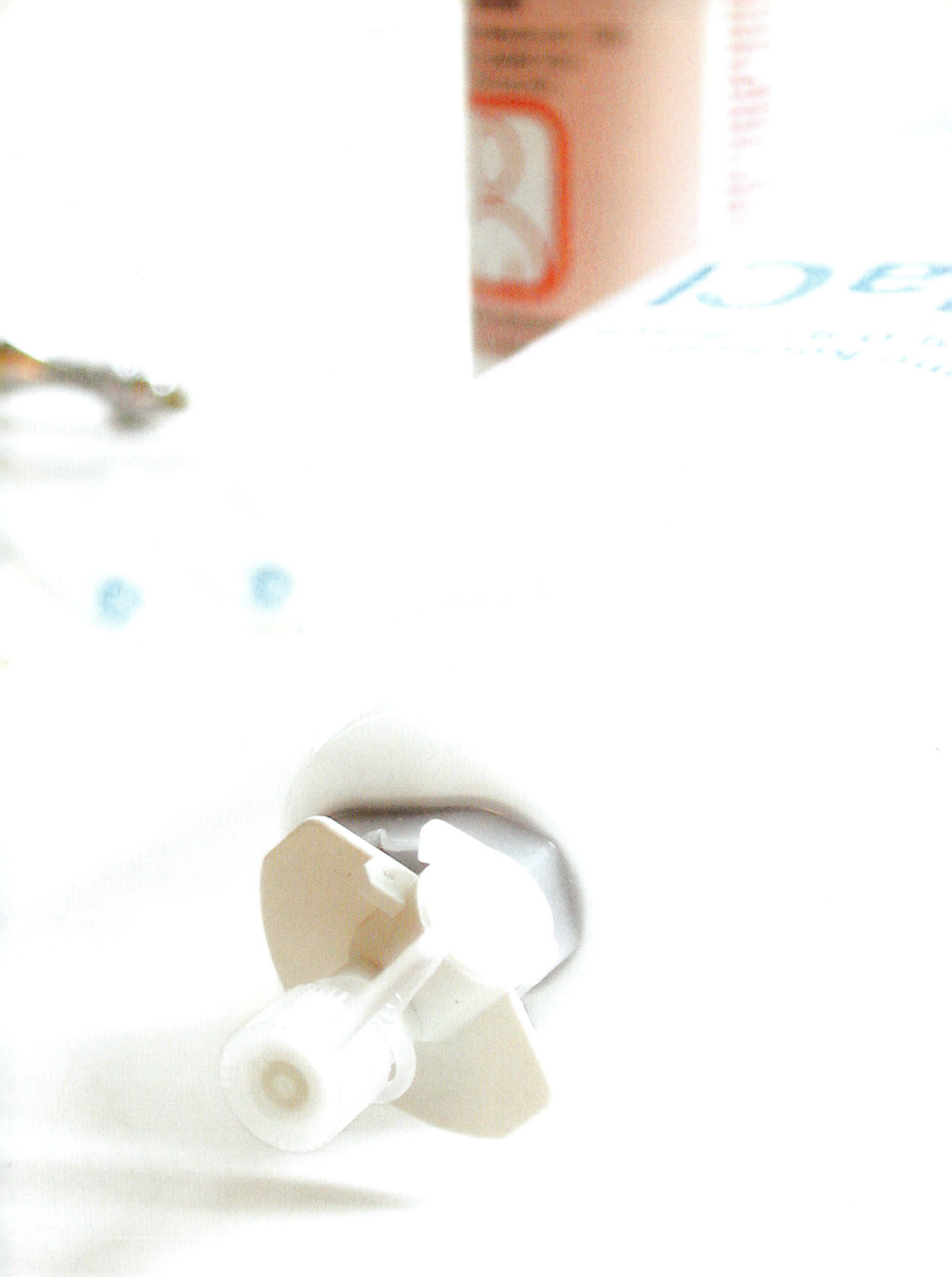